噛むことの大切さを考える

# 頭が良くなる食生活

片野 學

（東海大学農学部名誉教授）

Kamukotono Taisetsusa wo Kangaeru

ATAMA ga Yokunaru Syokuseikatsu

Manabu Katano

かもめの本棚

Contents

# 目次

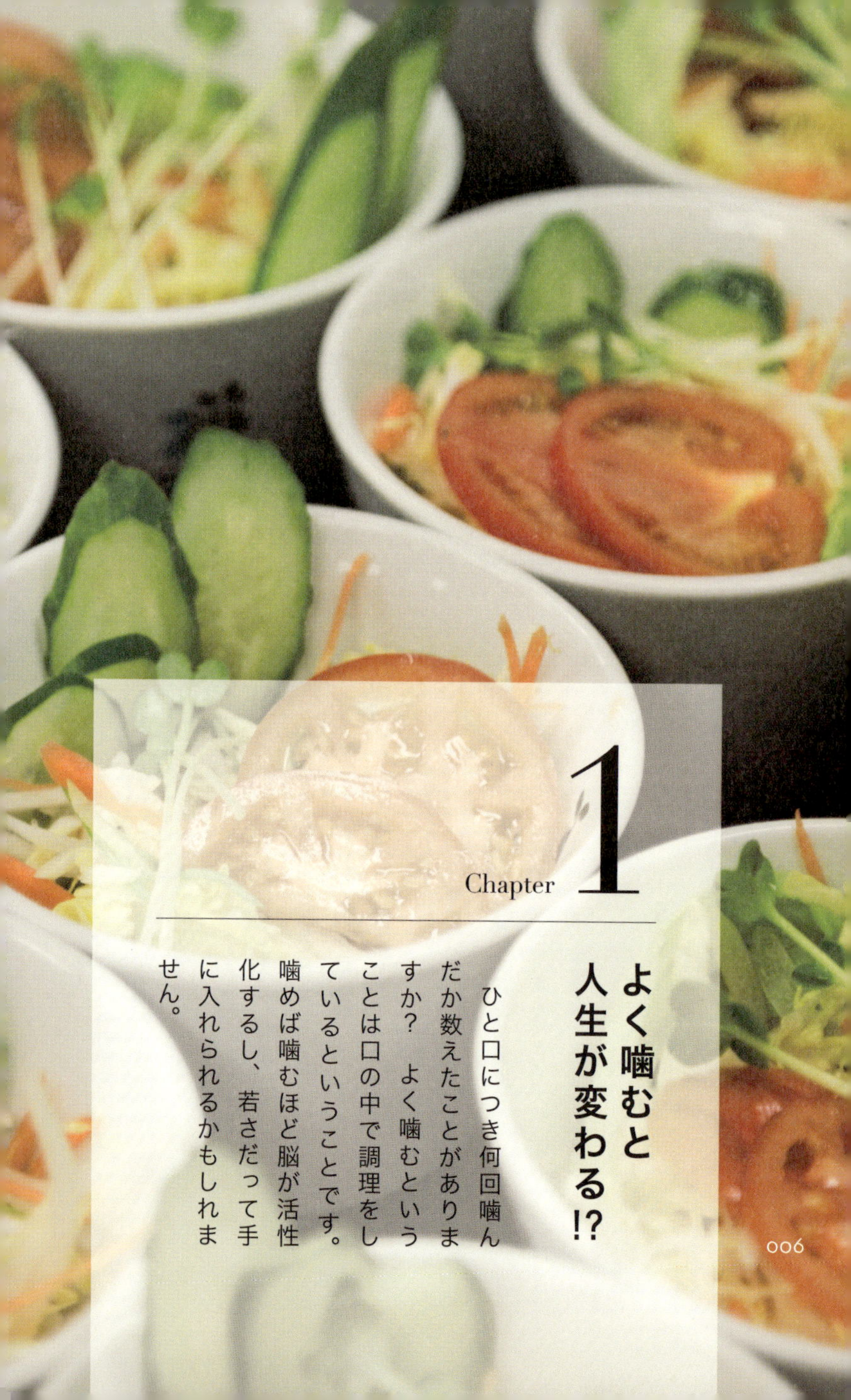

Chapter 1

# よく噛むと人生が変わる!?

ひと口につき何回噛んだか数えたことがありますか？　よく噛むということは口の中で調理をしているということです。噛めば噛むほど脳が活性化するし、若さだって手に入れられるかもしれません。

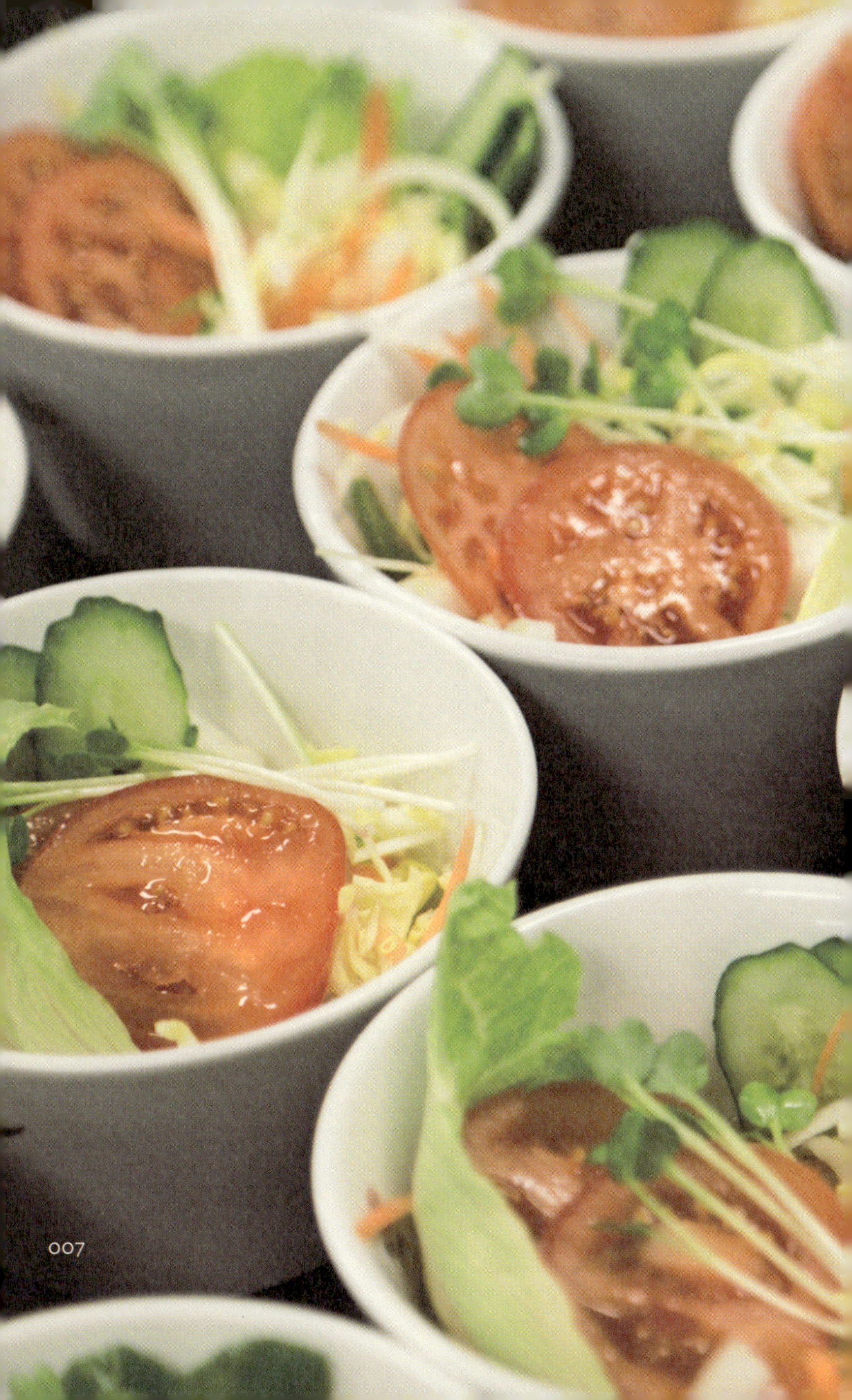

## おにぎり1個に30分

皆さんは食事のとき、ひと口につき何回噛んだか数えたことがありますか？現代日本人の食生活は、欧米化に加え、インスタント食品やレトルト食品の台頭によって、軟らかいものしか食べていない人がほとんどです。そのため、多くの人がひと口につき10回も噛んでいないのではないでしょうか。

私は東京の下町・日暮里《にっぽり》の生まれですが、人間と自然があやなす「農業・作物・農村」に興味を持って大学院に進み、ずっとイネの勉強をして博士号もいただきました（大学院修了後に職を得た岩手大学では縁あって果樹の研究を専門としましたが、イネの研究に戻るべく１９８４年に九州東海大学（現・東海大学農学部）に移って今に至ります）。

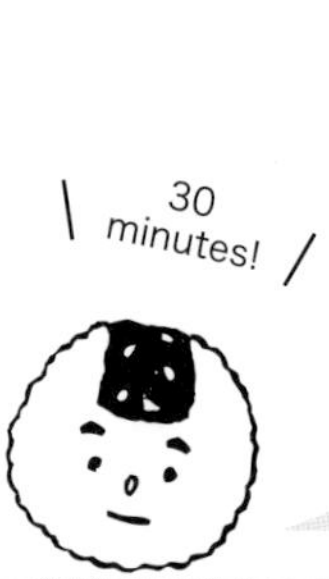

しかし恥ずかしながら、食べ物が人間の心と体にどのような影響を与えるのかを深く考えることもなく生きてきました。

転機となったのは81年、33歳のときに玄米食を始めたことです。玄米を食べるにあたって、「とにかくよく噛んで食べてください」とアドバイスしてくれた人がいました。なんと、「ひと口200回は噛まなければいけない」と言われたのです。

当時、私の昼食はおにぎり2個だったのですが、その人の言葉に従ってひと口につき200回噛んで食べていると、丸々1個を食べ終わるまで30分かかります。2個食べると1時間です。すごいでしょう……。

それまでは大学のカフェテリアで学生や同僚の先生方とおしゃべりをしながら楽しんで昼食を食べていたのですが、玄米おにぎりを食べるようになってからは、一人で研究室の机で黙々と噛むことに集中しなければならなかったのが少し寂しかったですね。

ただ、そのおかげで新たな発見がありました。

1時間も噛み続けていると唾液がドクドクと出てきます。唾液と食べ物が混じり合い、さらに噛んでいくとドロドロに、さらに進むと唾液のほうが多くなり、ほとんど液体状に変化するのが実感できます。ひたすら噛むことを楽しんでいくと味がどんどん変化していきます。

よく噛むということは、口の中で調理をしていることだと気づいたのです。

## 自己ベストは2000回

それ以来、私は噛むことが楽しくなりました。そして、その限界に挑戦してみたくなりました。挑戦にあたっては食べ物を口の中に入れて噛み続け、

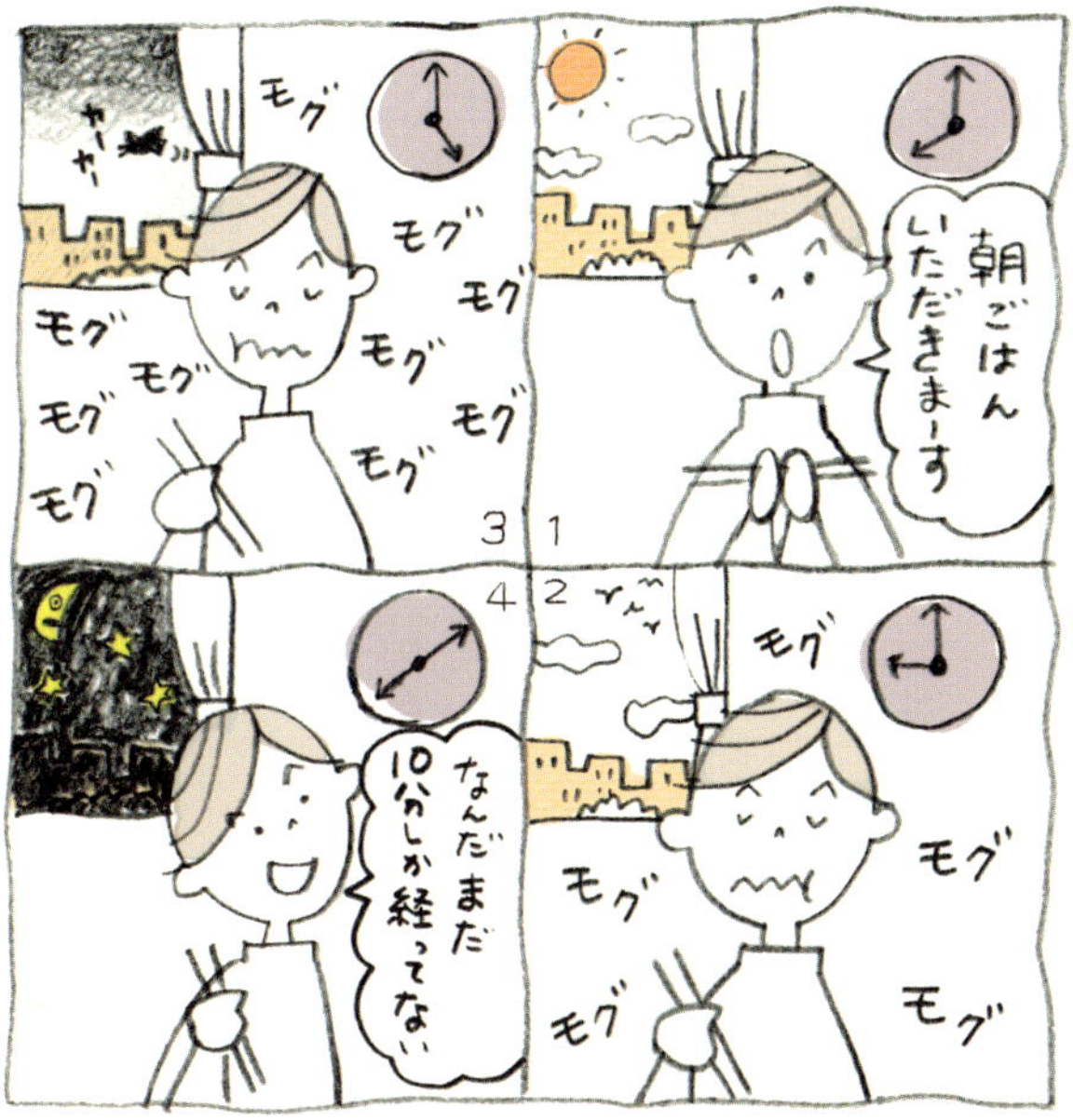
朝ごはんいただきまーす
モグ
モグ
モグ
モグ
カーカー
モグ
モグ
モグ
モグ
モグ
モグ
モグ
モグ
モグ
モグ
なんだまだ10分しか経ってない

イラスト：花田 美恵子

その形状が感じられなくなったら終了とし、そこまでが噛んだ回数になります。まずは玄米食でひと口200回、続いてカツサンドで350回、その次はクロワッサンで500回、と少しずつ記録を伸ばし、2001年5月6日深夜にチリメンジャコでひと口700回という自己ベストを樹立しました。

しかし、上には上がいるものです。ある日、マクロビオティックの創始者である桜沢如一先生の著書を読んでいて、「日本の少女が夕マネギでひと口1200回噛んだ」と書いてあるのを見つけてしまったのです。

私は、自分のベストである700回をこえ

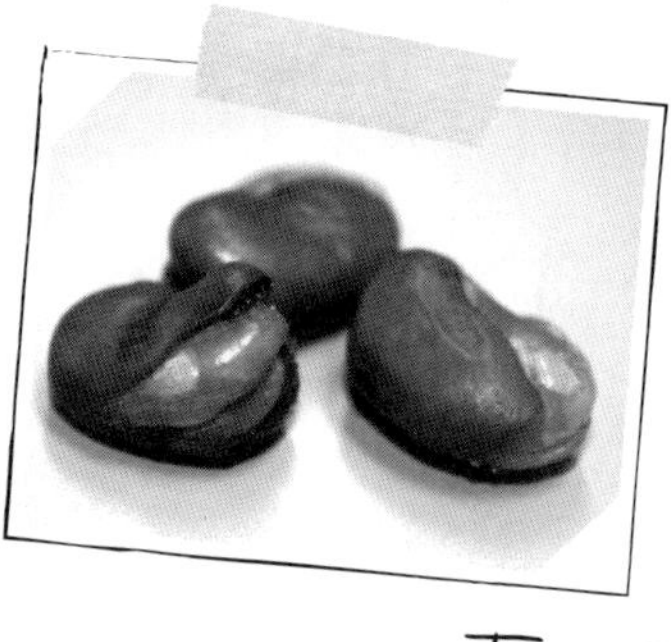

Fried Beans

た記録がこの世にあることを知って、愕然としました。「これはいかん」と思ったのです。そこで、この1200回という大記録を破ることができる食材との出会いを静かに待ちました。

ようやくその食材と出会ったのは、2002年8月14日の深夜のことでした。自宅でちょっと一杯飲もうと酒の肴《さかな》を探していた私の目に入ったのが、大きな花豆を油で揚げて塩をまぶしたフライビーンズでした。子どものころから身近にあった懐かしいお菓子です。しかもとても硬い。直観的に「これはいけるかも」と思いました。そこでさっそく正座をし、フライビーンズ1個を噛み始めました。

開始時刻は8月14日の深夜0時58分です。フライビーンズは1000回噛んでも、口の中で形がはっきり残っていました。目標の1200回も楽々クリアし、1500回に到達。それでもまだまだ形は残っていました。

時刻は午前1時11分。一気に2000回まで噛んだところでやめました。2000回の大記録を13分間で達成したのです。これは1秒間に2・56回の速度で噛んだ計算になります。ちなみに、普通の人の平均スピードは1秒間に1回ぐらいではないでしょうか。

この結果、私の自己ベストはひと口2000回になったのです。どなたか、この記録を抜く人はいませんか？

**「パンかみ」でも「そばかみ」でもありません**

ここで皆さんに質問です。

「よく噛むと、どこが動くかわかりますか？」

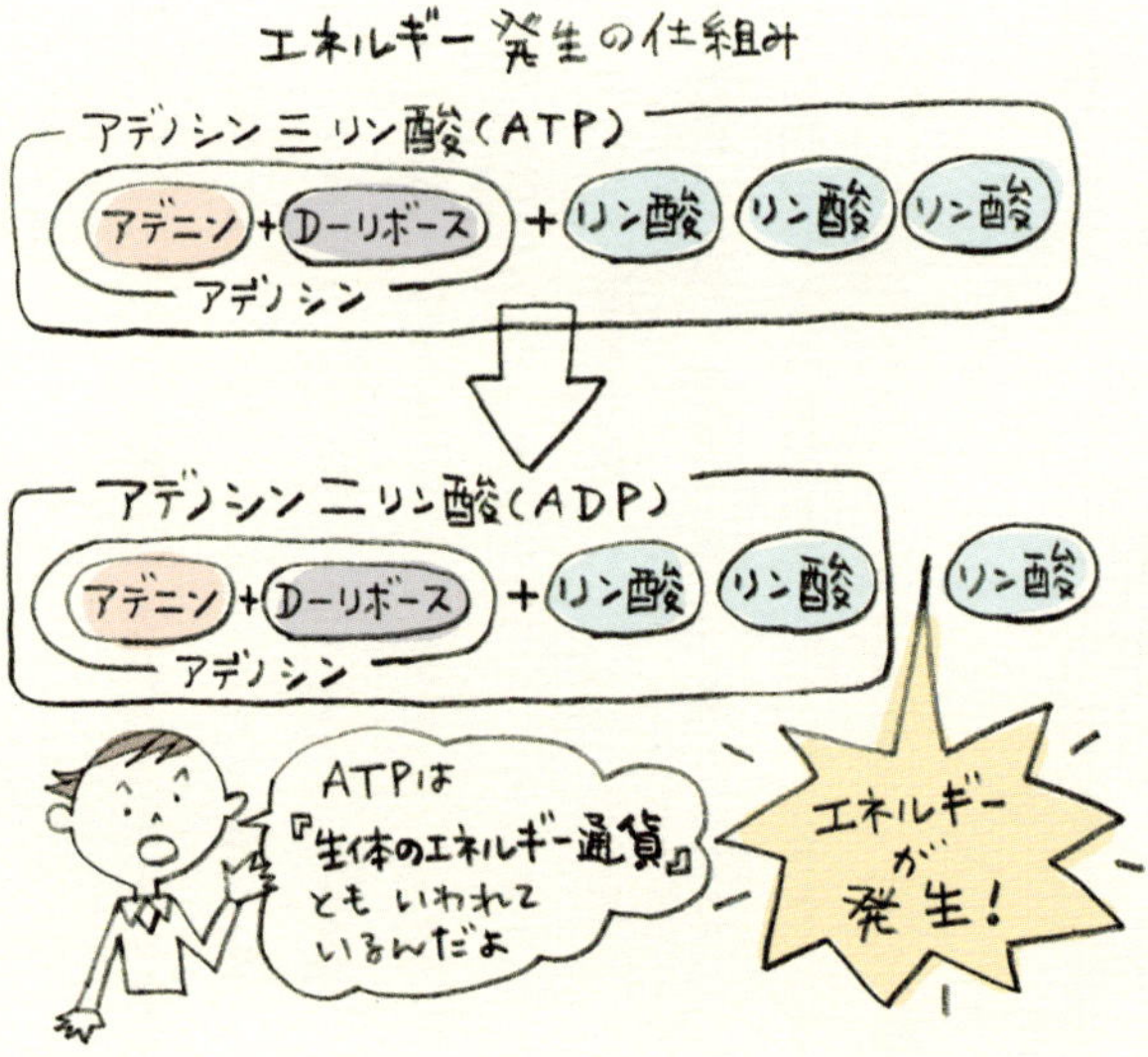
エネルギー発生の仕組み
アデノシン三リン酸（ATP）
アデニン + D-リボース + リン酸 リン酸 リン酸
アデノシン
アデノシン二リン酸（ADP）
アデニン + D-リボース + リン酸 リン酸
アデノシン
リン酸
ATPは『生体のエネルギー通貨』ともいわれているんだよ
エネルギーが発生！

イラスト：花田 美恵子

両手を顔面に当てて、ちょっと噛んでみてください。首筋の筋肉や頬が動くことがわかりましたか？

それでは、次は目の側面の少しへこんでいるところ――目と耳のつけ根のほぼ中間に手を当ててみましょう。ここも激しく動きますよね。

この部分を何と呼ぶのかというと「こめかみ」です。米を噛むと動く場所、というのがその語源といわれていますが、「パンかみ」でも「そばかみ」でもなく「こめかみ」というところに、米を主食として生きてきた私たち日本人の心が込められているように思えます。

さて、食べ物を噛むと激しく動く首筋や頬、こめかみにかけての顔面には、頸動脈や側頭動脈、顔面動脈、大脳動脈などの動脈が無数に走っています。よく噛むとこれらの動脈が激しく動いて、脳への血流が増します。

ちなみに、私たちの脳の重量は体重全体の2パーセントにすぎませんが、安静時でも全身酸素消費量の約20パーセントを消費しています。体の司令塔である脳は、ものすごいエネルギーを必要とするのです。

そこで、もう一度、質問です。

「自動車はガソリンを燃やして走りますが、人間の細胞を動かすエネルギーは何でしょう？」

ちょっと難しかったかもしれませんが、答えは「アデノシン三リン酸（ATP）」です。DNAを形づくっている核酸塩基の一つであるアデニンにD-リボースという五炭糖が結合すると、アデノシンという物質になります。

このアデノシンにリン酸が3個結合した物質がATPです。2番目と3番目のリン酸結合部位が高エネルギーリン酸結合になっているため、ATPからリン酸が1つ取れてアデノシン二リン酸（ADP）に分解されると、エネルギーが放出されます。

その際、物資の合成・分解と輸送、酵素反応、筋肉の収縮、発熱などの生命活動、すなわち代謝が進むのです。

つまり、すべての生物はATPをADPに変換させることで、エネルギーを得ているのです。だからこそ脳を活発に動かすためには、脳神経細胞内に大量のATPを供給する必要があります。

「それでは、ATPの原料は何でしょう?」

ATPの原料はブドウ糖と酸素です。私たちの体内でこの2つを運んでくれるのが血液です。

噛むことで、ブドウ糖と酸素をいっぱい含んだ新鮮な血液が次々と脳に送り込まれ、生体エネルギーであるATPの生産が増大する結果、脳細胞が活発化。記憶力や判断力、集中力などが増します。

高校生やその保護者を対象にした講演会で、「噛んで、噛んで、噛みまくる食生活を実践すれば、塾に行かなくても成績は上がるはずですよ」と私が話すと、皆さんドッと笑ってくれますが、この言葉には前述のような裏づけがちゃんとあるのです。

## ハゲも白髪も、おさらば！

よく噛むと脳が活性化するだけではありません。先ほどは両手を顔面に当ててもらいましたが、今度は頭頂部に手を当てながら噛んでみてください。頭皮が動くのに気づきましたか？

よく噛むと頭皮が刺激され、振動することによって血流量が増すのでATPが大量に作られ、髪の毛を育てる細胞が元気になります。その結果、ハゲや白髪になりにくくなるというわけです。

このほか、顔面の筋肉が発達するので表情が豊かになり、日本語の発音が強く美しくなるだけでなく、英語の発音も上達します。一般的に英語の発音は苦手だと思っている日本人が多いのですが、これはなぜかというと日本語と英語の母音と子音の数の違いによります。

母音と子音の数が少ない日本語の場合、顔面の筋肉がそれほど発達していなくても発音できます。一方、日本語の5つに対して20以上もの母音がある英語の場合は、口を大きく開けたり、すぼめたり、平たくしたり、唇を噛んだりするほか、舌を前に出したり、歯茎につけたり、奥に下げたりしないと、発音記号どおりには発音できません。

そのため、英語の発音を上達させるには顔面、唇と舌の筋肉を強靭なものにしなければならず——よく噛むことは英会話上達の秘訣でもあるのです。


ここまで、よく噛むことで得られるさまざまな効能をご紹介してきましたが、「本当にそうかな?」「う〜ん、信じられない」と思う人もいるでしょう。そんな人に私がオススメしているのは、やはり「よく噛むこと」です。

今日からでも実践して、その効果を自分の体で確かめてほしいと思っています。

## 唾液はエライ！

「よく噛むこと」には、もっと大きな意味があります。食べ物をよく噛むと唾液がいっぱい出ますよね。この唾液に重要な効用があることを発見したのが、京都バイオサイエンス研究所所長で同志社大学名誉教授の西岡一先生です。

　西岡先生は13種類の発がん物質を使い、どの物質がどの程度、大腸菌に突然変異を引き起こすのか実験しまし

発がん物質に対する唾液の毒消し効果

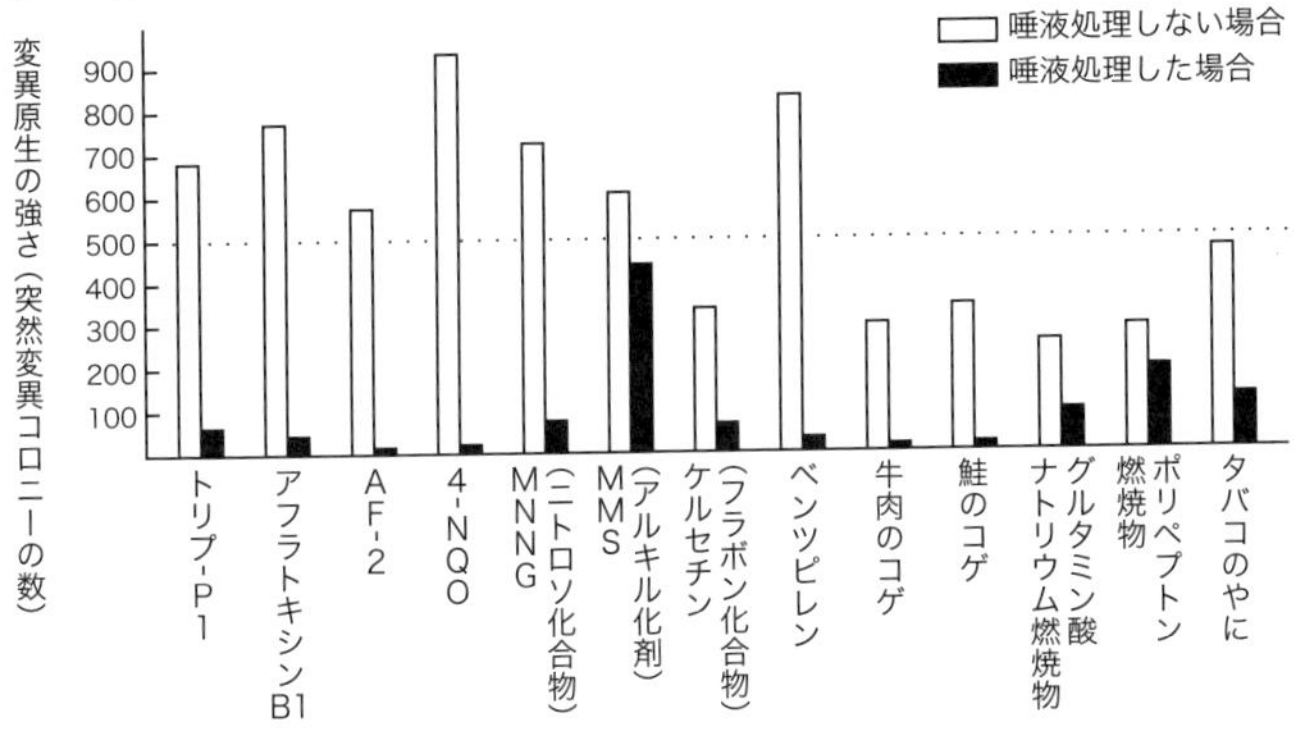


参考文献：『ガン時代の食卓革命』西岡一著／芽ばえ社

た。突然変異が起き、細胞分裂が盛んに行われると、1000分の1ミリほどの小ささだった大腸菌が肉眼でも見えるような点々（コロニー）に増殖します。このコロニーの数が多いものほど、発がんと奇形を引き起こす力が強いと考えられます。

たとえば発がん物質の一つであるトリプ-P1は、1シャーレに650ほどのコロニーができました。

ところが学生に梅干しを見せて唾液を集め、それを培地に添加して同様の実験を行ったところ、なんと40ぐらいのコロニーしかできなかったのです。4-NQO（4-ニトロキノリン1-オキシド）という発がん物質では、900あったコロニーの数が、唾液を加えることで26まで減りました。

つまり、唾液には発がん物質などの毒性を消す力があることがわかったのです。

西岡教授はさらに、この毒消しには最低30秒間以上の化学反応時間が必要

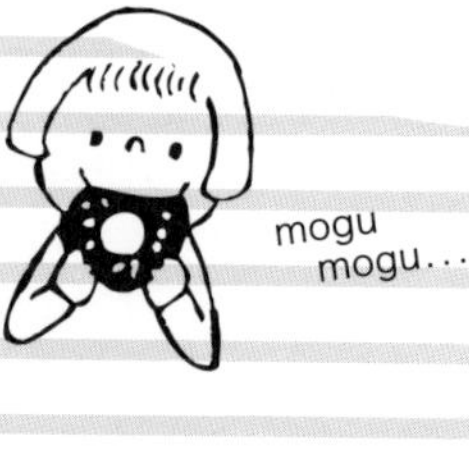

であることを明らかにしました。普通の人の噛む速度は通常1回に1秒間です。したがって30秒間では30回噛むことになります。

ですから、私のひと口2000回の大記録を抜くのはとうてい無理だと思っている人も、ひと口最低30回、30秒以上は噛むことを心がけてください。

## 若さも手に入れられます

このように、私たちにとってありがたい効果を発揮する唾液は、酵素やビタミン、ホルモン、無機質なども分泌しています。

先ほど紹介した毒消しの主役と脇役を演じているのが、抗酸化酵素として人体内でも大活躍しているペルオキシダーゼとカタラーゼという2つの酵素です。

次にビタミンを見てみましょう。アスコルビン酸とは、日焼け・シミ・ソバカス防止の効果がある水溶性ビタミンCのことです。チアミンとはビタミンB1。コリン、リボフラビン、ビタミンB6、パントテン酸、ビオチン、ビタミンB12は、疲労回復にかかわるビタミン剤の主成分です。ですから、よく噛んで唾液をドクドク出せばビタミン剤を買う必要はないのです。

ビタミンの次にあるホルモンも重要です。パロチンは細胞の若さを保つ偉大なホルモンです。人間の一生の中で唾液の分泌がいちばん盛んな時期はいつかというと、赤ちゃんの時代ですよね。

赤ちゃんの場合、唾液と呼ばずに何と呼んでいましたか？　そうです「よだれ」です。赤ちゃんの弾力に富んだプリンプリンのお肌の秘密は、パロチンだったのです。

よく噛んで唾液がドクドク、パロチンもドクドク出れば、肌の潤いとつやが戻って素肌美人になれるはず。お肌がきれいになれば薄化粧だって十分、場合によったら化粧品がいらなくなるかもしれません。

## スポーツドリンクも、歯磨きも必要ありません

続いて、無機質を見てみましょう。無機質の中にはNa（ナトリウム）・K（カリウム）・Ca（カルシウム）・Mg（マグネシウム）などの必須ミネラルも含まれています。これはスポーツドリンクの成分と同じです。ですから、スポー

ヒトの唾液の成分

| 種類 | 成分 |
|---|---|
| 酵素 | ペルオキシダーゼ、カタラーゼ、アミラーゼ、酸ホスファダーゼ、アルカリホスファダーゼ、α-L-フコシターゼ、β-N-アセチル-D-グルコサシンダーゼ、カルボニックアンヒドラーゼ、リパーゼ、スルファターゼ、GOT（アスパラギン酸アシノトランスフェラーゼ）、GPT（グルタミン酸ビルビン酸トランスアミラーゼ） |
| ビタミン | アスコルビン酸、チアミン、コリン、リボフラビン、ビタミンB6、パントテン酸、ビオチン、ビタミンB12、ビタミンK |
| ホルモン | パロチン、プチアリン |
| 無機質 | Na、K、Ca、Mg、Cl、リン酸、SCN、I、F、Cu、Co |
| その他 | タンパク質、カリクレイン、グルコース、乳酸、クエン酸、アンモニア、尿素、尿酸 |

参考文献：『ガン時代の食卓革命』西岡一著／芽ばえ社

ツドリンクが買えない人も悲しむことはありませんね。

さらに、放射能汚染で問題となる甲状腺障害を緩和するＩ（ヨウ素）や虫歯予防で知られるＦ（フッ素）も含まれています。

このほか、唾液の中にはタンパク質、カリクレイン、グルコース（ブドウ糖）、乳酸、クエン酸なども含まれています。乳酸とクエン酸は殺菌・消毒剤です。犬や猫はけがをすると断食をし、傷口をペロペロとなめながら治してしまいますよね。これは彼らが動物の本能として、唾液の偉大さを理解しているからなのです。

乳酸やクエン酸の殺菌・消毒力は、虫歯菌や歯周病菌も撃退してくれます。形がなくなるまでよく噛むことで食物繊維によって歯表面が洗浄され、唾液に含まれている乳酸やクエン酸の力で口の中を殺菌・消毒すれば、歯ブラシや歯磨き粉、歯周病予防の薬だっていらなくなる──。

「よく噛むこと」で、こんな生活が可能になるかもしれません。

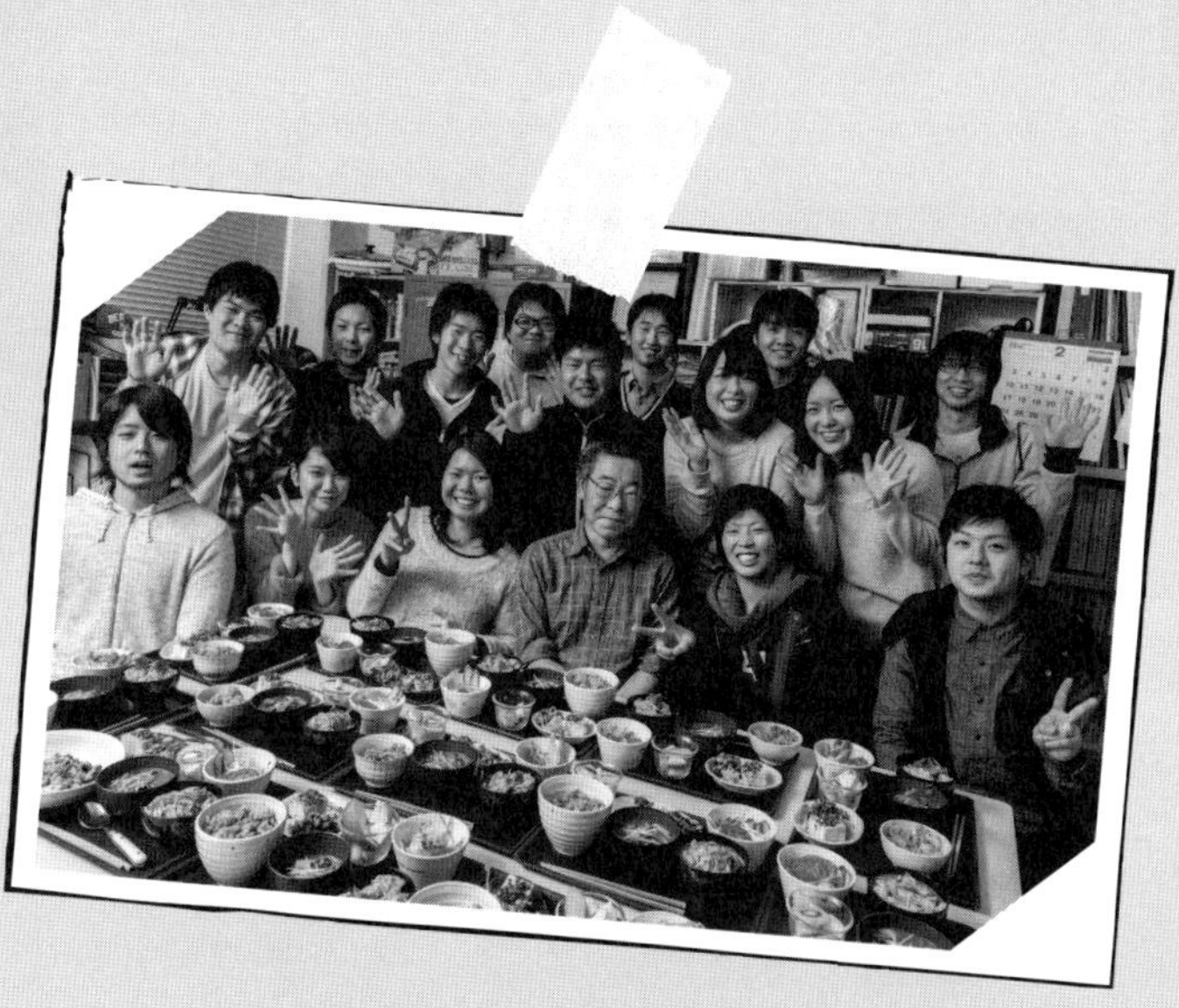

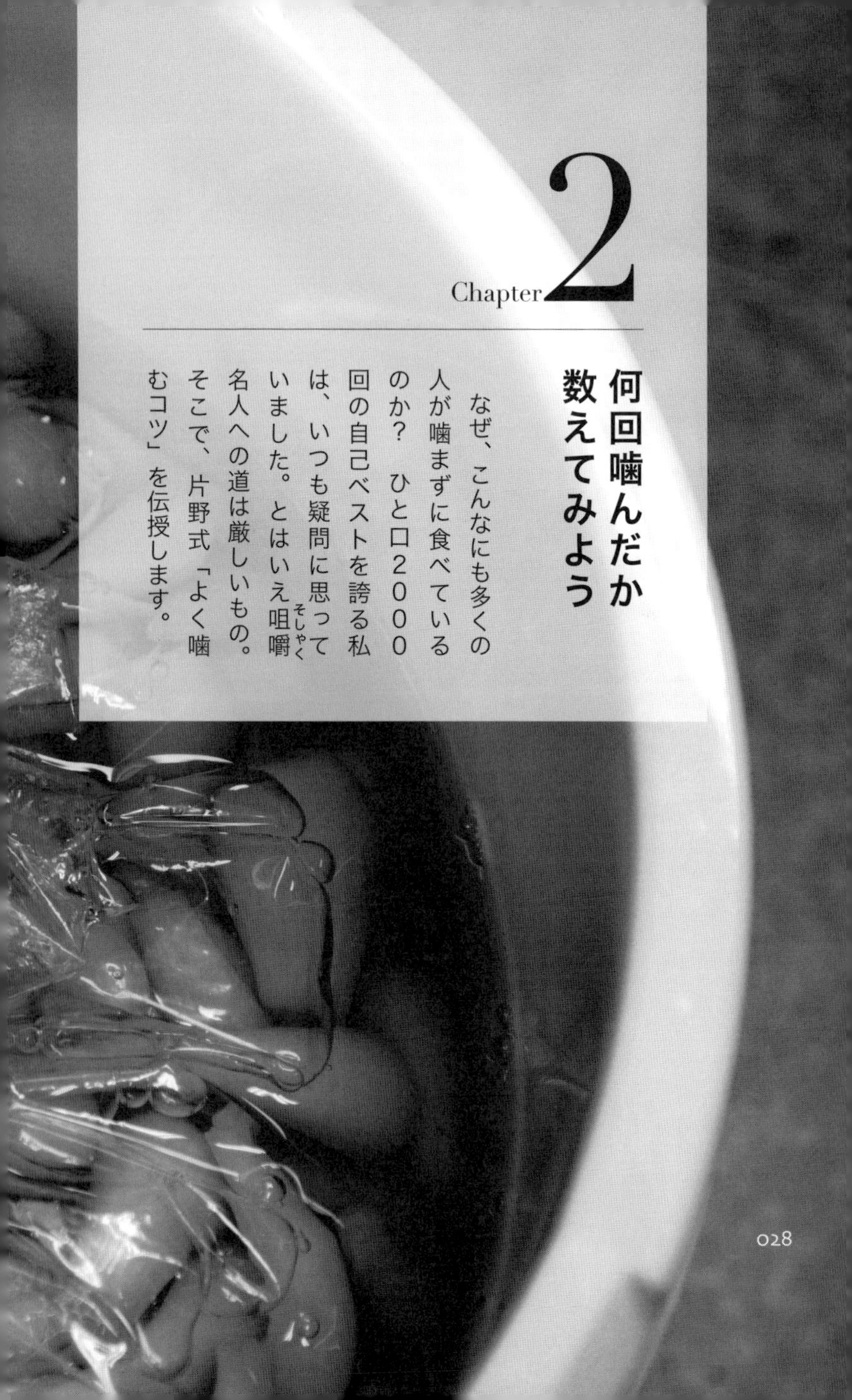

Chapter 2

# 何回噛んだか数えてみよう

なぜ、こんなにも多くの人が噛まずに食べているのか？　ひと口２０００回の自己ベストを誇る私は、いつも疑問に思っていました。とはいえ咀嚼《そしゃく》名人への道は厳しいもの。そこで、片野式「よく噛むコツ」を伝授します。

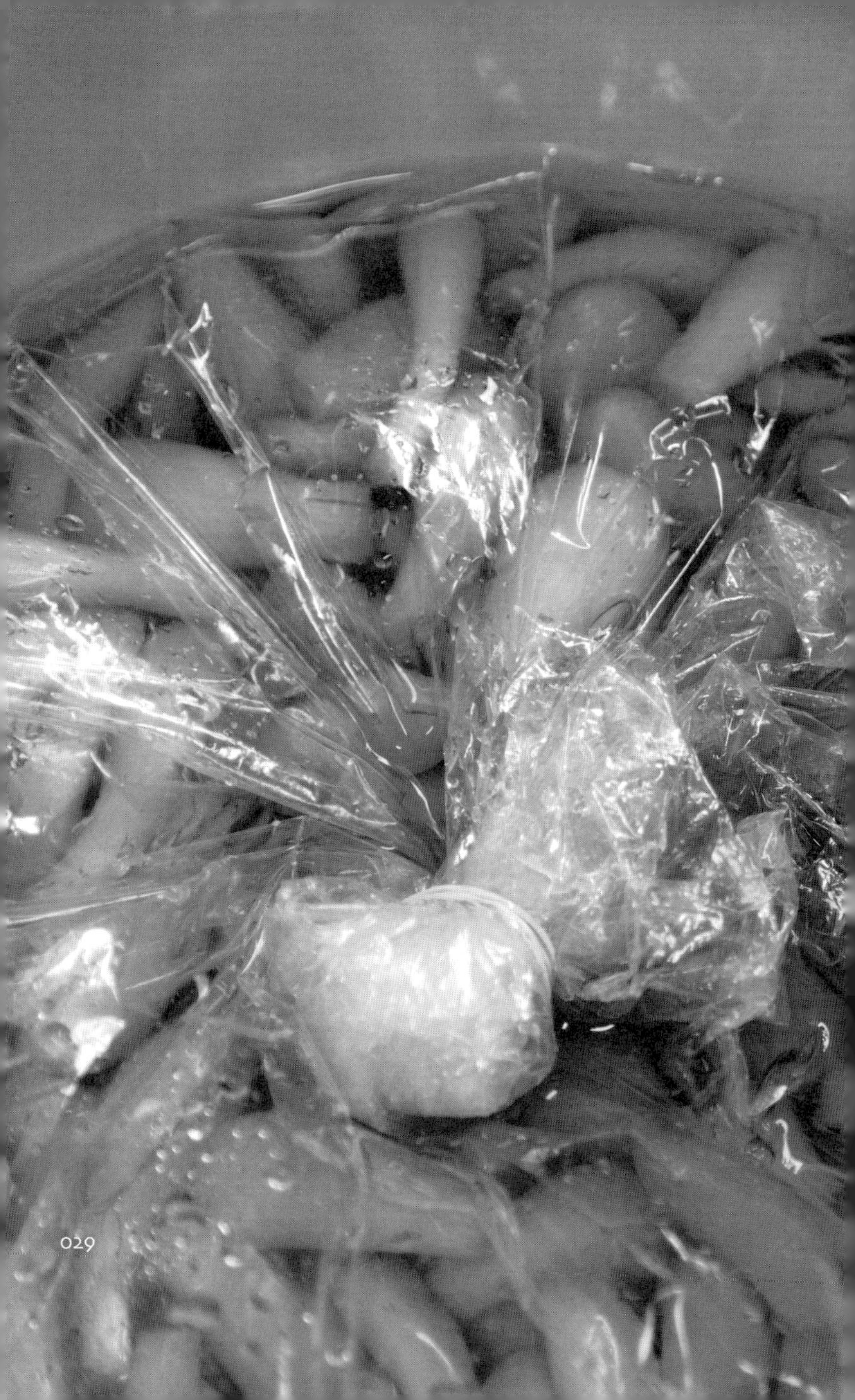

## 観察が趣味です

私のひそかな楽しみの一つに、「他人が噛んでいる回数を観察する」という趣味があります。飲食店に入って自分が注文した料理が来るまでの間、ほかの席に座って食べている人の口元に視線を配り、その人がひと口何回ぐらい噛んでいるのかをこっそり数えるのです。

新幹線に乗車して隣の席の人が駅弁を食べているときにも、「何回ぐらい噛んでいるのかな?」と横目で数えます。まさに無料の実験室。けっこう楽しい暇つぶしになるんですよ。

皆さんも一度、試してみてはいかがですか（でも、くれぐれも「こっそり」ですよ）。

観察を続けていると、ほとんどの人が、ひと口15回以上噛んでいないことがわかります。ラーメン屋さんに入って観察してごらんなさい。噛むのはせいぜい3回から5回、というツワモノもいますよ。食べ物を噛まずに水やお茶で流し込んでいる人もよく見かけますね。

ひと口2000回の大記録を持つ私としては、「なぜ、こんなにも多くの人が噛まずに食べているのか？」と疑問に思っていたのですが、ある朝、ホテルで朝食を食べていたときにようやく解明できました。いつものように周りの人の食事風景を観察していたところ、ほとんどの人が食べ始めから食べ終わりまで箸を手放さないことに気がついたのです。

私は玄米を食べ始めたときから、物を口に入れたら必ず箸を置き、よく噛むというのが習慣になっていました。

箸を持ったままでいると、「さあ、次は何を口に入れようかな」と、今まさに噛んでいる最中の食べ物の存在がおろそかになってしまいます。そこで箸を一度置くことで、口の中の食べ物に集中できるというわけです。

ちなみに、食事が終わると使った食器類を美しく並べて整え直します。割り箸の場合は箸袋に戻し、きちんと折り返しておきます。

でも残念なことに、ほとんどの人は食べ終わった後がきわめて乱雑のままです。

噛む回数だけでなく、食事作法もいま一度考え直さなければならないことを、この観察を通じて教えられ続けています。

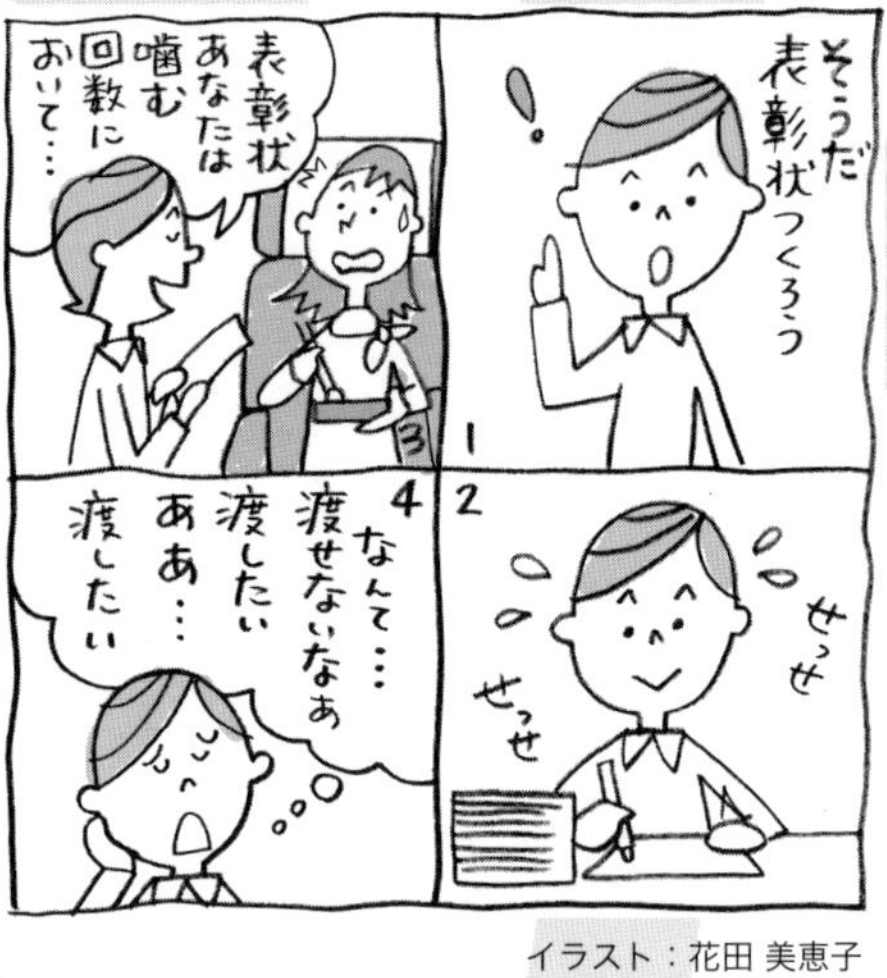
そうだ
表彰状つくろう
せっせ
せっせ
表彰状
あなたは
噛む
回数に
おいて…
なんて…
渡せないなぁ
ああ…
渡したい

イラスト：花田 美恵子

## 噛まなくなった現代人

ここで、神奈川歯科大学の齋藤滋名誉教授が食文化史研究家の永山久夫先生とともに行った「噛むこと」に関する面白い実験結果をご紹介しましょう。

古代から現代までの食事を復元し、学生が試食して食事時間と噛む回数を実際に計測した実験です。その結果、現代では1回の食事にかける時間は11分、咀嚼《そしゃく》回数は620回でした。

ところが卑弥呼の時代（弥生時代）は食事時間51分、咀嚼回数3990回で、現代人の6・4倍も噛んでいました。紫式部（平安時代）は31分1366回で現代人の2・2倍、源頼朝（鎌倉時代）では29分2654回で4・3倍、徳川家康（江戸時代初期）は22分1465回で2・4倍、徳川家定（江戸時代後期）は15分1012回で1・6倍、戦前も22分1420回と、現代人の2・3倍も噛んでいたということがわかったのです。

ちなみに卑弥呼の食事は、これ以上噛むと学生の顎関節に異常が出て危険だったために、途中で実験を中止したそうです……。すごいですね。

さて、齋藤名誉教授らは、学校給食の現場で子どもたちが1回の食事で噛んでいる回数を測った結果も紹介しています。

それによると、1食あたりわずか

各時代の食事時間と噛む回数

| 食事 | 時代 | 時間 | 回数 | 比率 |
|---|---|---|---|---|
| 卑弥呼 | 弥生時代 | 51分 | 3990回 | 6.4倍 |
| 紫式部 | 平安時代 | 31分 | 1366回 | 2.2倍 |
| 源頼朝 | 鎌倉時代 | 29分 | 2654回 | 4.3倍 |
| 徳川家康 | 江戸時代初期 | 22分 | 1465回 | 2.4倍 |
| 徳川家定 | 江戸時代後期 | 15分 | 1012回 | 1.6倍 |
| 庶民 | 昭和10年代 | 22分 | 1420回 | 2.3倍 |
| 現代食 | 昭和50年代 | 11分 | 620回 | 1.0倍 |

参考文献：『料理別咀嚼回数ガイド』齋藤滋・柳沢幸江著／風人社

300回から400回しか噛んでいない子どもが実に3人に1人、この子たちはひと口に2、3回しか噛まずに飲み込んでいるというのです。1食に900回以上噛む「よく噛む子ども」は4人に1人しかいなかったそうです。

これらのデータを比較してみると、私たち現代人がいかに噛んでいないのか、あらためて気づかされます。

## よく噛むコツをお教えしましょう

噛めば噛むほど脳が活性化して成績もぐんぐん上がるし、唾液の効果で毒消し効果や若さだって手に入れられる……。噛むことがどんなにいいことずくめなのか、皆さんは、もうよくおわかりではないでしょうか。どうかこの素晴らしい世界を、皆さんの周りの子どもや親御さんに伝えてあげてほしいと願っています。

よく噛んでいないと何が起きるかというと、顎の筋肉そのものが発達しません。だから噛むことを忘れた現代人は顎が発達しなくなり、歯並びが悪くなっているのです。側切歯《そくせっし》（前から2番目の永久歯）や親知らずが生えなかったり、犬歯《けんし》が本来の位置に生えずに乱杭歯《らんぐいば》になったり八重歯になったりする、といったことが目立つようになりました。

さて、観察大好きの私が電車に乗ったときにどこを見ているのかというと、乗客の皆さんの歯を見ています。高校生や大学生の歯をひと目見るだけで、「この子はこんな食生活をしてきたんだな」「子どものころから軟らかいものばかりを噛まずに食べてきたな」ということがなんとなくわかるんですよ。

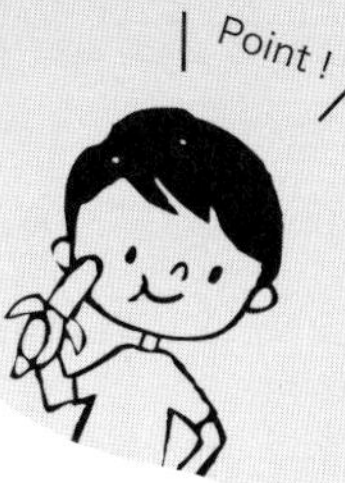


## 片野式「よく噛むコツ」5カ条

咀嚼名人への道はなかなか厳しく、一朝一夕でできるものではありません。

そこで、片野式「よく噛むコツ」を伝授しましょう。

### その1 口いっぱいに食べ物を入れたら噛めません

「おいしいものを口いっぱいに入れて食べるのが幸せだ」などと言う人もいますが、口いっぱいに食べ物を詰め込んでしまったらモグモグ噛めないですよね。いけないとわかっていても、ちょっと噛んだだけで急いで飲み込んでしまうことが多いでしょう。

しっかり噛むためには、食べ物を少量ずつ口の中に入れることを心がけましょう。

## その2 まずはひと口30回を目標にしましょう

最低でもひと口30回、30秒以上噛むことを目標にしてください。なぜ30回なのかというのは、「唾液はエライ!」(21ページ)でご紹介しましたよね。京都バイオサイエンス研究所所長で同志社大学名誉教授の西岡一先生の大発見です。西岡先生は「唾液による毒消し効果には最低30秒以上の時間が必要。ひと噛み1秒として最低でも30回は噛んでください」と言っています。30回が無理なくできるようになったら100回、200回に挑戦してみましょう。

## その3 食べ物を口に入れたら箸を置きましょう

食事の最中に箸を持ったままでいると、「さあ、次は何を口に入れようかな」と、今まさに噛んでいる最中の食べ物の存在がおろそかになってしまいます。箸を一度置くことで、口の中の食べ物だけを噛むことに集中できます。

その4

## 初めの1週間は噛む回数を数えましょう

初めの1週間は噛む回数を数えながら食事をしてみましょう。先ほどご紹介したように、ひと口30回噛むのが基本です。実際に回数を数えてみると、自分が考えている以上に食べ物を噛んでいないことに気がつくはずです。面倒だと思わずに、1週間は我慢して数えてみてください。やがて、無意識のうちにひと口30回以上を噛めるようになっているはずです。

その5

## 会話をしながら食べましょう

しっかり噛み終わったら、家族や友人と会話をしましょう。「ちゃんと30回噛めたよ」「あ〜あ、15回で飲み込んじゃった……」などなど、食事の合間に各人の成果を報告し合えば、そのうち「今日は学校でね……」「今度の週末は……」といった会話も自然と増え、楽しい、にぎやかな食卓になることと思います。

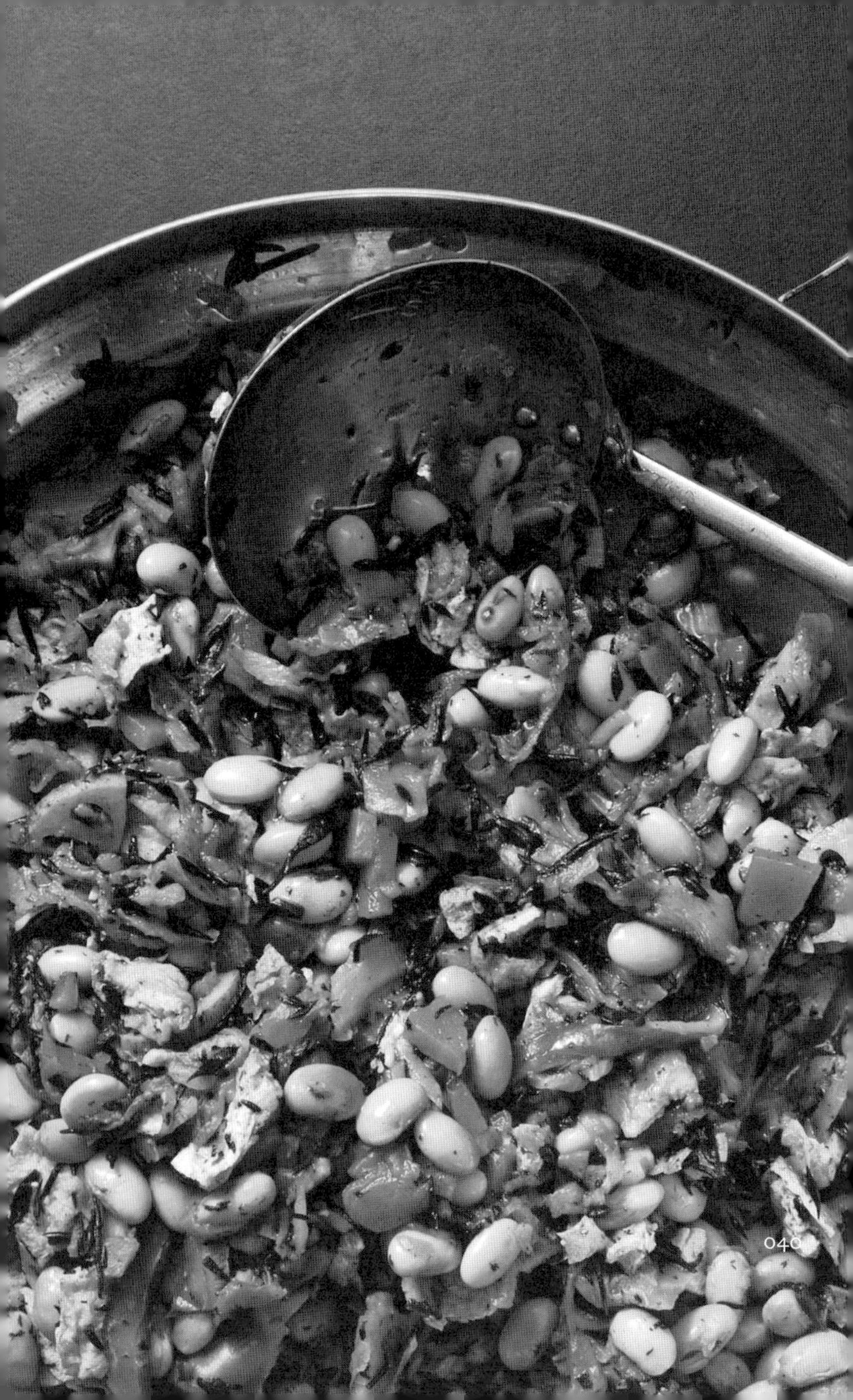

Chapter 3

# 歯は食の原点です

よく噛むためには「歯」が必要です。そして歯の数や形から、私たち人間が何を食べるべきなのかという答えも見つかるはずです。私たちの食の原点とは何か？　哺乳類の進化の歴史をひもときながら考えてみましょう。

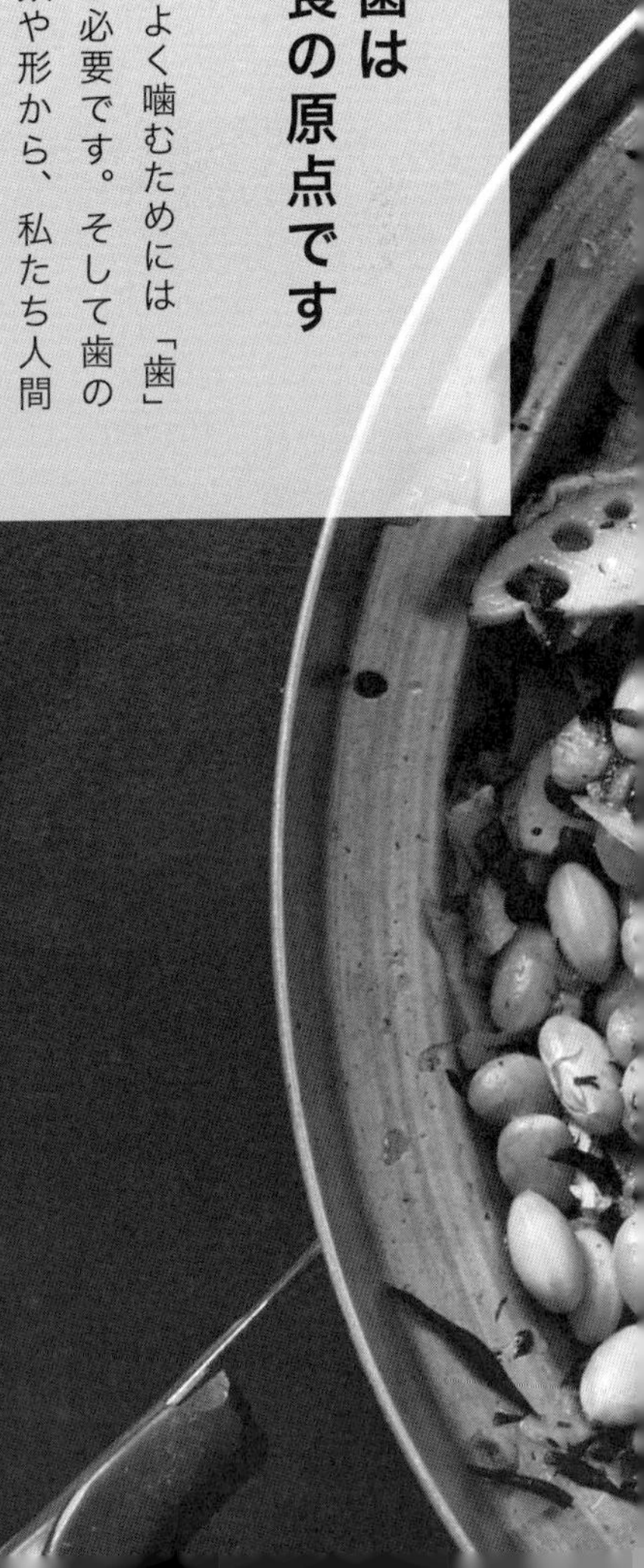

## 人間の食の原点

これまで、私の実践例を踏まえながら「ひと口30回、30秒以上噛む」ことの大切さをご紹介してきました。皆さんはすでにこのことをよく理解してくれたものと信じています。

それでは、「よく噛む」ためには何が必要なのでしょう?

そうです、歯です。歯がなければしっかり噛むことはできません。そして歯の数や形から、私たち人間が何を食べるべきなのかという答えも見つかるはずです。そこでこの章では、食の原点でもある「歯」についてお話ししたいと思います。

私たち人間の食の原点とは何か？

この答えを見つけるために、まずは哺乳類の進化の歴史をひもとくことにしましょう。

1967年3月、私の受験した東京大学の第2次入学試験で出された生物ⅡBの問題に、「変温動物・爬虫類《はちゅうるい》から進化した哺乳類の絶対的特徴を述べよ」という設問がありました。

実は私、模擬試験を受け始めた高校1年生のときから「これはいつ出題されてもおかしくない問題だ」と考え、「いつ出るか、いつ出るか」と常にヤマを張っていたのですが、それがなんと本番で出たのです！

待っていましたとばかりに、①卵生ではなく胎生、②鱗ではなく毛を持つ、だから哺乳類のことを獣《けもの》と呼ぶ、③歯を持つ魚類、両生類、爬虫類の歯はみな同じ形で数もバラバラだが、哺乳類では歯の数と形が一定しているために歯式（歯の種類および数を表す式）が書ける、④同じ恒温動物であり、心臓から出る大動脈が右大動脈弧である鳥類に対して、哺乳類は左大動脈弧である、と答えて満点をもらいました。

私が試験で答えた以外にも、「一生成長し続ける爬虫類に対して哺乳類の成長は一定期間で終わり、その一生は乳幼児、少年・少女、成人、老年期に分けられる」というのも哺乳類の特徴として挙げられます。

## 爬虫類と哺乳類の顎と歯の違い

活動的で温血性の哺乳類は、変温動物である爬虫類よりも多量の燃料としてのエサ（食物）を必要とします。そのために摂食行動を改善しなければならず、結果として歯と顎の形態に顕著な差が生じました。

爬虫類は歯と顎を使ってエサを捕らえ、噛みつき、保持します。その歯は同形歯性で、どれも同じ円錐形をしているだけでなく、魚類や両生類と同じように生涯伸び続け、一生のうちに何回も生え替わります。

一方、哺乳類の歯は異形歯性で機能分化するように進化できました。

すなわち、「切歯《せっし》」は噛みつく・つかむ・噛み切る、「犬歯」は貫く、「小臼歯《しょうきゅうし》」と「大臼歯《だいきゅうし》」は噛み砕き・引き裂き・噛みちぎり・すりつぶすためのものです。

これらの歯を使って噛むという前処理工程

爬虫類
（ヘビ）の頭骨

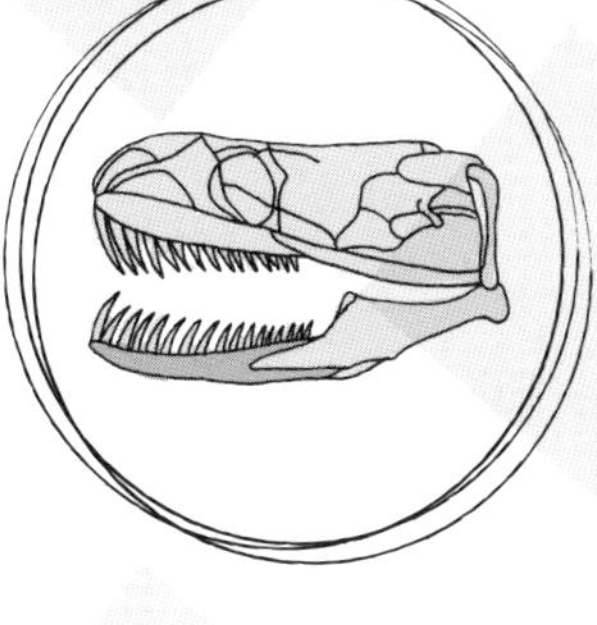

哺乳類
（イヌ）の頭骨

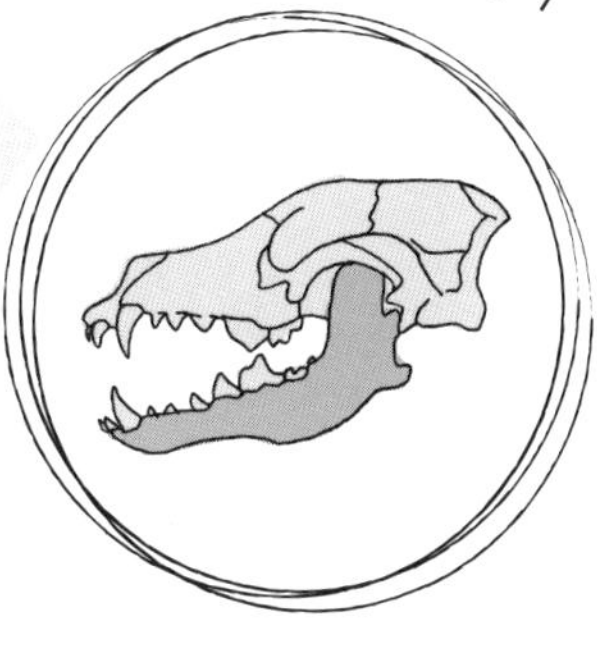

によって、腸での消化や栄養吸収が効率よくなり、ひいては高い代謝率を維持できるようになったのです。

ちなみに、哺乳類の歯は上下がうまく咬合《こうごう》し、その咬合状態を一生保つために、成長に合わせてある時期に「乳歯」から「永久歯」へと生え替わります。

続いて、顎の違いも見てみましょう。

爬虫類の下顎は、歯を保持する歯骨と角骨（隅骨）、上隅骨、夾板骨（粘骨）、関節骨で構成されています。歯骨は頭蓋と連結して歯を保持しますが、哺乳類では下顎全体が歯骨で構成されています。

咀嚼筋も、爬虫類では顎内転筋《がくないてんきん》が主な筋肉ですが、哺乳類では顎内転筋より範囲が広い側頭筋《そくとうきん》と咬筋《こうきん》があります。これにより下顎を左右交互に引っ張り、食物を噛み砕き、すりつぶすことができるようになりました。

また、哺乳類は筋肉性の唇と頬が発達し、舌も爬虫類より可動性に富んでいます。

そのため口の中に食べ物を保持している間に唾液と歯が働き、口腔内の諸作業を円滑に進めることができるようになったのです。

## 44本から32本に

哺乳類の共通の祖先と考えられている三角獣には、もともと44本の歯があったとされています。上顎3・1・4・3、下顎3・1・4・3という構造になっていて、初めの3が切歯、次の1が犬歯、次の4が小臼歯、3が大臼歯で、これが左右一対となっていました。

首尾よく生き抜くために体形や生活形態が進化するに従い、草食、果実食、肉食の哺乳類に分化し、摂食する食べ物を噛み砕くために最適な歯の数と形

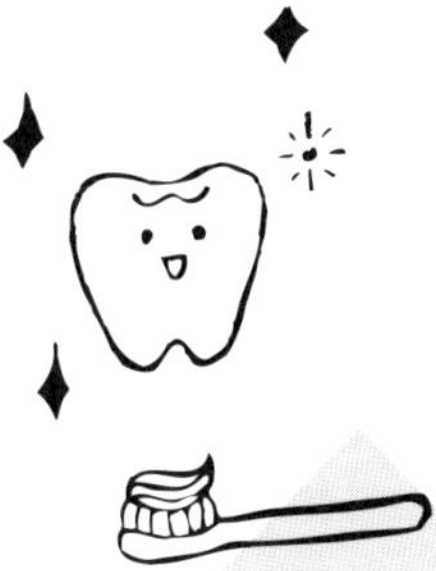

に変化していったのです。
ちなみに、ヒト、チンパンジー、ニホンザルを含む霊長類・狭鼻猿類の永久歯は、上顎・下顎ともに、切歯2本、犬歯1本、小臼歯2本、大臼歯3本の小計8本。上下左右が対称ですから、歯の数は8本×4＝32本になります。乳歯の数は20本で、大臼歯はありません。

哺乳類の歯は食べ物を外部から取り込み、噛み砕いて消化を助けるだけでなく、攻撃や防御の武器にもなります。犬歯が「糸切り歯」とも呼ばれる

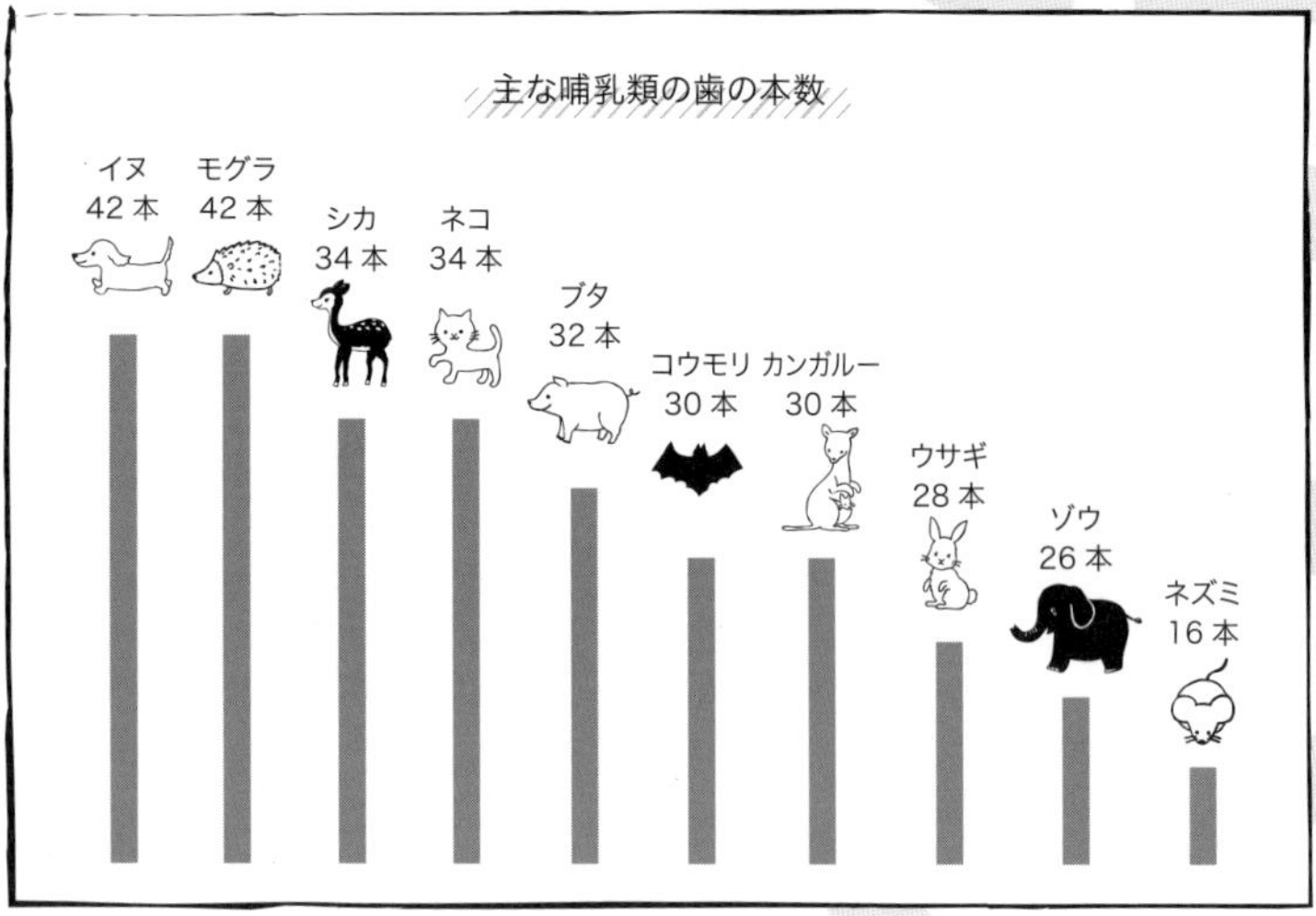

ように、道具としての働きもあります。

そういえば、若いころは私も犬歯でビールの栓を開けたものでした。

※参考文献：『カラースケッチ ヒトの進化』（A.L.Zihlman 著、木村邦彦監訳、廣川書店）

## 歯の形には理由がある

ヒトの永久歯の歯式は類人猿であるオランウータンと同じく、上顎・下顎ともに切歯2本、犬歯1本、小臼歯2本、大臼歯3本（2・1・2・3）の小計8本。上下左右が対称ですから、歯の数は8本×4＝32本あることを紹介しました。

しかし歯式は同じでも、ヒトと類人猿の歯列（歯並び）には決定的な違いがあります。その違いが何だかわかりますか？

下図は1400万年前に出現した化石霊長類・ラマピテクスと、東南アジアの熱帯雨林に生息する大型類人猿・オランウータン、そしてヒトの歯の形態を示したものです。

3種ともに歯式は全く同じですが、まず、この図にあるヒトとオランウータンの顎の大きさと形を見比べてください。両者の違いがよくわかります。第1に、顎の形（歯列弓）がヒトでは馬蹄形（放物線形）なのに対し、オラ

ラマピテクス、オランウータンとヒトの歯の形態（今西、1973）

1、2：中切歯、側切歯　3：犬歯　4、5：第1、第2小臼歯　6、7、8：第1、第2、第3大臼歯

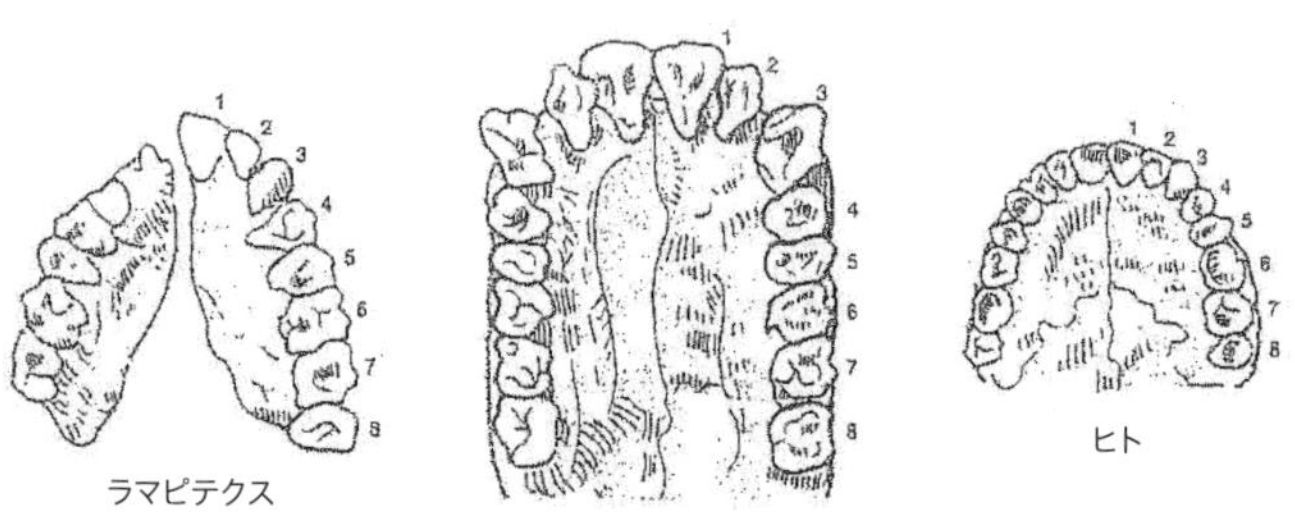

ンウータンはU字形になっています。

第2の違いは3番目の犬歯です。

オランウータンでは側切歯と第1小臼歯よりも犬歯が突出して牙状になっていて、咬合時に突出した犬歯を収めるために2番目の側切歯と犬歯の間に隙間（犬歯隙《けんしげき》）があります。

一方、ヒトの場合は犬歯が退化していて、隣接する側切歯と第1小臼歯とほぼ同じ高さで犬歯隙もなく、犬歯が切歯と同じ働きをしていると思われます。つまり、ヒトと類人猿は歯式が同じでも、顎の形と犬歯のサイズが全く異なっているのです。


参考までに、ラマピテクスの歯を見てみましょう。

1932年にインドで初めて発見されたラマピテクスの上顎化石は、上顎骨と下顎骨の一部分しかない不完全なものでしたが、その歯列弓は馬蹄形で、犬歯は側切歯と第1小臼歯とほぼ同じ高さであり、犬歯と隣接歯の間に犬歯隙がないことから、70年代前半までオランウータンよりもむしろヒトに類似していると考えられていました。

このことから、ラマピテクスは人類の祖先ではないかと思われてきました。しかし、その後、76年にラマピテクスの完全な下顎骨が発見され、下顎の歯列弓は明らかに逆V字型であり、猿人（アウストラロピテクス）＝ヒトとは異なっていることが判明しました。

これにより、人類の祖先であるという仮説は否定され、現在ではラマピテクスはオランウータンの祖先だと考えられています。

## 猿類と類人猿の相違

さて、モグラやトガリネズミなどの先祖である原始食虫類から分化した私たちヒトを含む霊長類は、外敵から身を守るために樹上生活を選び、それに適応していくことで、木の枝をつかむための「手」を獲得しました。

3000万年前、体重が数十グラムから数百グラムであった原猿類（キツネザル亜目）の段階では夜行性で主に昆虫を食べていましたが、真猿類（サル亜目）段階になると昼行性で花や葉芽、若葉や果実、木の実を食べるようになり、体重も数キロに増加していきました。

その後、進化を続けた猿類と類人猿は、ともに果実や葉を主食としてきました。両者の違いは、食べ物の内容よりも食べ方の違いにあるといえるでしょう。

彼らにとってのごちそうである果実や柔らかな若葉は、枝の先端にあります。サルの場合、体重が重くなると枝が強くたわみ、枝の上を移動できなくなってしまいます。

そのため、新世界ザル（中南米に生息するサル／広鼻猿類）の一部は、尾を枝に巻きつけてぶら下がることで、その問題を解決しました。

一方、旧世界ザル（アジアやアフリカなどの旧大陸に生息するサル／狭鼻猿類）から進化した類人猿は、サルに比べて胴体が短く、尾もなくなります。

しかし、その代わりに腕が長くなり、ぶら下がって枝から枝へと渡って移動するのに都合のよい肩、肘、手などの筋肉と関節を持つようになったのです。

猿類と類人猿は、下顎大臼歯の咬頭《こうとう》（歯冠《しかん》上部の突起）パターンが決定的に違います。

ヒトを含む類人猿には5つの咬頭があり、Y-5型（ドリオピテクス型）大臼歯と呼ばれていますが、サルでは2つずつ対になった4つの咬頭しかない「重皺襞歯型《じゅうしゅうへきしがた》」です。

しかもサルの咬頭は高く（長冠歯型）、果実をよく食べる類人猿に比べて葉を食べるための形に向いているのです。

## なぜ、犬歯が退化したのか？

先ほど、ヒトの犬歯は前歯である切歯と同じ高さになり、その働きも同じであると述べました。それでは、類人猿とヒトの中間に位置するアウストラロピテクスの歯はどうでしょう？

１９２４年に南アフリカ共和国のスタークフォンテン洞窟で発見され、オーストラリア出身の人類学者であるレイモンド・ダートによって「アフリカの南方の（Australo）猿（pithecus）」という意味のラテン語学名「アウストラロピテクス・アフリカヌス」と命名された頭蓋骨は、脳が大きくて牙がなかったため、前かがみ気味に直立二足歩行をしていた初の人類の祖先ではないかと考えられました。

調べてみるとアウストラロピテクスの犬歯も退化していて、隣接歯とほぼ同じ高さで切歯と同様に上下が咬合し、犬歯隙がありません。

小臼歯と大臼歯はヒトよりも大きく、エナメル質も厚いことが、発掘された化石から明らかになっていました。

このことから、彼らが臼歯を使って硬い食べ物をすりつぶして食べていたことがわかります。

犬歯が小型化し、犬歯隙もなくなったアウストラロピテクス（猿人）のほうが、ゴリラやチンパンジー、オランウータンなどの類人猿よりも咀嚼能力が向上したと考えられますね。


では、なぜ犬歯が退化して小型化したのでしょう？

類人猿はヒトと比べて犬歯が大きいにもかかわらず、肉食の比率はヒトよりも少なく（もしくは全く食べない）、ヒトの犬歯が切歯と同じ働きをしていることを考え合わせると、犬歯は必ずしも動物性の食べ物（肉食）用の歯ではないといえます。

類人猿における発達した犬歯は、咀嚼よりもむしろ闘争や防御用の武器だったのではないでしょうか。

たとえば、雌雄の構成数や仲間が日々変化する対応性豊かな社会グループをつくるチンパンジーの場合、雌雄ともに他の捕食者を威嚇するために犬歯が発達していますが、グループを守るためやメスをめぐる争いの際の脅しのために、メスよりもオスのほうがさらに犬歯が発達しています。

また、オス1頭がボスとなって侵入者から身を守るゴリラでは、メスの犬歯はオスの半分ぐらいのサイズであるなどの顕著な性差が見られます。

チンパンジーもゴリラも草食性ということを考えると、突出した犬歯は動物食（肉食）を反映したものではないことがよくわかっていただけるはずです。

犬歯に男女の性差が見られなかった結果、一夫一婦制と考えられるようになったアウストラロピテクスの生きた時代は、３００万年間もアフリカ大陸東部・熱帯サバンナ気候帯に属する一部地域で続きました。

発見現場から石器は見つかっていませんが、直立二足歩行によって上肢（手）の自由を獲得したことから、おそらく化石として残りにくい木製、つる製、皮製、骨製などの道具を使用して、外敵から身を守る技と術を身につけることができたものと思われます。

## 咀嚼に必要な顎と歯

犬歯が退化し、大きな臼歯を持つことによって、彼らは硬い植物の種子や果実の実を自分の歯ですりつぶして食べられるようになりました。

植物の種子や果実に含まれるタンパク質、炭水化物、脂質の3大栄養素は、若葉や若芽に比べるとはるかに豊富です。

完熟種子は未成熟種子に比べて栄養素は格段に多くなります。種皮を含む種子そのものもきわめて硬くなっています。完熟種子は次代を担う植物の生命誕生（発芽）と、初期生育に必要なすべての栄養素が含まれているからです。

硬実種子を効率よく噛み砕き、すりつぶすためには、歯列全体が同じ高さで隙間がないほうが好都合だったのです。

このようにして、私たちヒトの祖先は長い年月をかけ、環境と食性に応じた多様な姿形と歯式を手に入れてきたのです。しかしながら、石器と火を獲得したヒト（ホモ属人類）は史上最強の哺乳類へと進化しましたが、咀嚼に必要な顎と歯は、他の類人猿に比べればむしろ退化の道を歩んだともいえるのではないでしょうか。

※参考文献：『世界の歴史 第1巻　人類の誕生』今西錦司著／河出書房新社

## 歯並びの悪い若者が増えている

「食の原点」ともいえる歯について、人類の進化の歴史からひもといてきました。そこで次に「歯並び」についてご説明したいと思います。

まずは次ページの図に示した、ヒトの乳歯と永久歯の歯列名と個々の歯の名称を見て、私の質問に答えてください。

「さて、皆さん、最初に生えてくる永久歯が何番かわかりますか？」

私が中学校や高校などで食と健康に関する講演をさせていただくとき、よくこの質問をするのですが、ほとんどの人が「1番」だと答えます。あなたもそう思いましたか？　でも、残念ながら1番と答えた人はハズレです。難しいですか？　それではヒントをお教えしましょう。

「図左の、乳歯が生えてくる順番をよく見てください」

どうですか、今度はわかりましたか？　ますます難しくなったと思う人もいるかもしれませんが、あきらめずに頓知を働かせてください。

答えは、6番です。1番から8番までの永久歯のうち、6番（第1大臼歯）が第2乳臼歯の奥に最初に生えてくるのです。この歯は8本の永久歯の中で最も大きく、咀嚼力が最も強い歯で、6歳ごろに生えてくることから「6歳

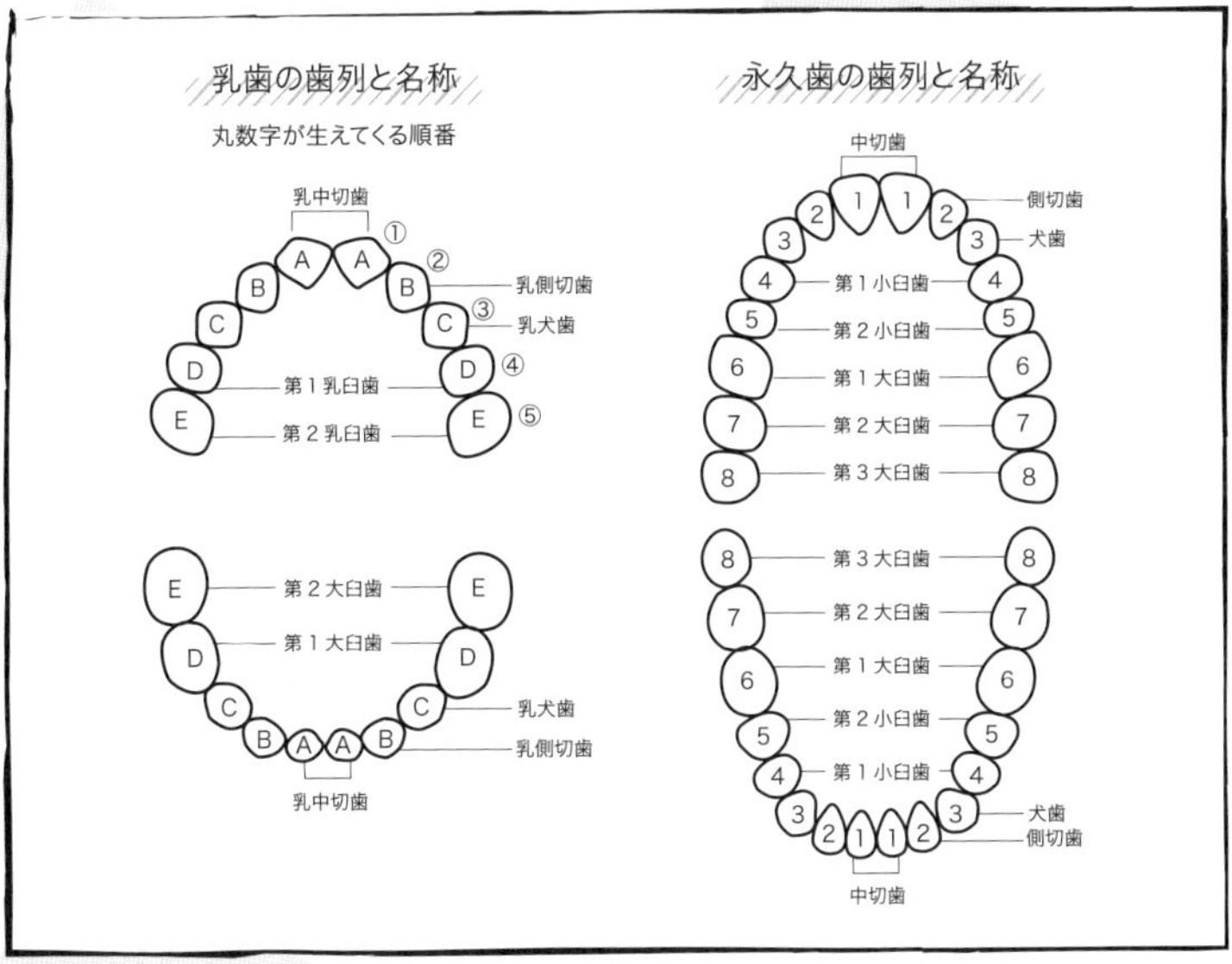

臼歯」と呼ばれています。

次が1番（中切歯）で、7歳ごろに生えてきます。その後、8歳から9歳ごろにかけて2番（側切歯）が生え、続いて生えるのが4番（第1小臼歯）で、次が5番（第2小臼歯）です。

## 八重歯をつくるコツがある⁉

6番目に生えてくるのが3番の犬歯で、10歳・小学4年生ころに生えてきます。7番目に生えてくるのが7番（第2大臼歯）で、この歯は12歳前後で生えてくることから「12歳臼歯」と呼ばれています。

そして最後、8番目に生えてくるのが8番（第3大臼歯）で、別名「親知らず」と呼ばれています。

これで8本全部の永久歯が生えそろうことになります。けれど、乳幼児のころから軟らかいものばかりを食べ続けてきた子どもは、顎の骨が成長していないため顎全体のサイズが小さいだけでなく、乳歯の根の先で生え替わる準備をしていた永久歯の赤ちゃんの成長も滞っています。

そのため、本来なら8本生えてくる永久歯のうち、側切歯、第2小臼歯、第3大臼歯（親知らず）のどれか1本、最悪では3本全部が生えてこない子どもが歯科検診で見つかるようになってから、すでに20年が経とうとしています。

このほか、顎が小さくなってしまったために、8本の歯が馬蹄形にきちんと並んで生えてこない問題も多発しています。

特に2番と4番の間に生えてくる3番の犬歯は、顎が小さくなってしまうことで生える隙間がなくなってしまい、外側に生えてしまう八重歯の人が目立つようになりました（ちなみに内側に生えると乱杭歯です）。

## 歯並びをよくするのも悪くするのも親の責任

ここまで読んでおわかりいただけたと思いますが、歯並びをよくも悪くもするのは乳幼児期です。この時期に何をどのように食べさせるのかは、親の責任によるところが大きいでしょう。

私は講演会で大勢の親御さんに話をするとき、「将来、お子さんを芸能界で活躍させたい、そのためにチャームポイントになる八重歯にさせたいと思ったら、どうすればいいかわかりますね。そう、幼いころから硬いものを食べさせなければいいんです」とチクリと忠告することにしています。

歯並びが悪いと咬合がうまくできないために食べ残しが増え、食に対する積極性が損なわれて生きる力が減退します。言葉の発音も弱々しく、正確ではないために他人との会話に支障が起き、対人関係も消極的になってしまいます。

そこで必要になるのが、歯並びを治すための歯列矯正です。時間とお金を惜しまなければ、歯並びを治すことは難しいことではなくなりました。

私の講義を聞いた歯並びのよい学生諸君の中から、「こうした立派な歯並びをしているのは、我が家・母の食生活のおかげですね」と、両親に対する感謝の言葉が寄せられることがあります。

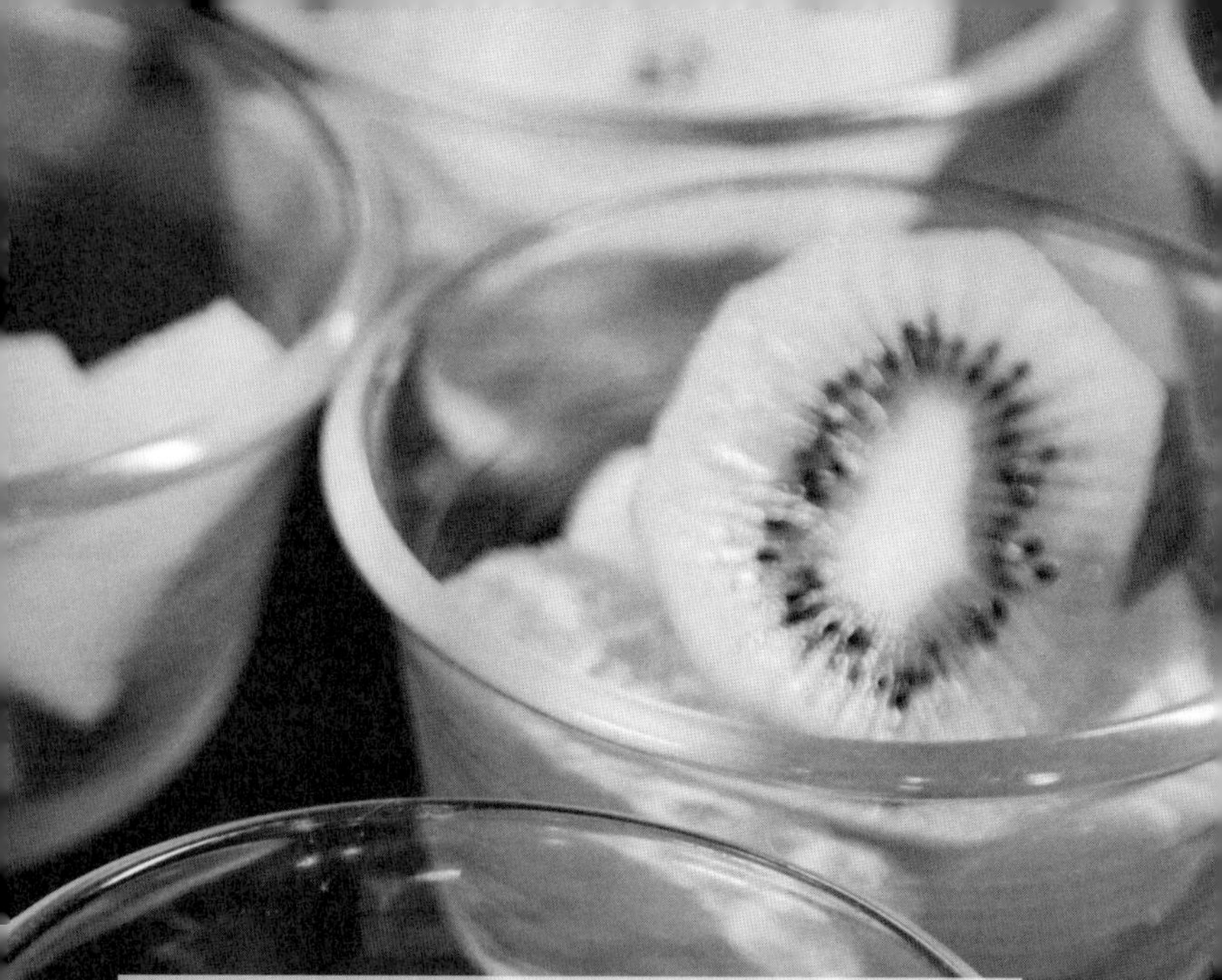

Chapter 4

# 「バナナウンコ」がいい

何を食べるかというよりも、どのようなウンコを出すのかを見るほうが肝心です。いちばん優秀なのは「二本人」。自分のウンコをじっくり観察し、食生活↓ウンコ↓体調の関係を研究することをオススメします。

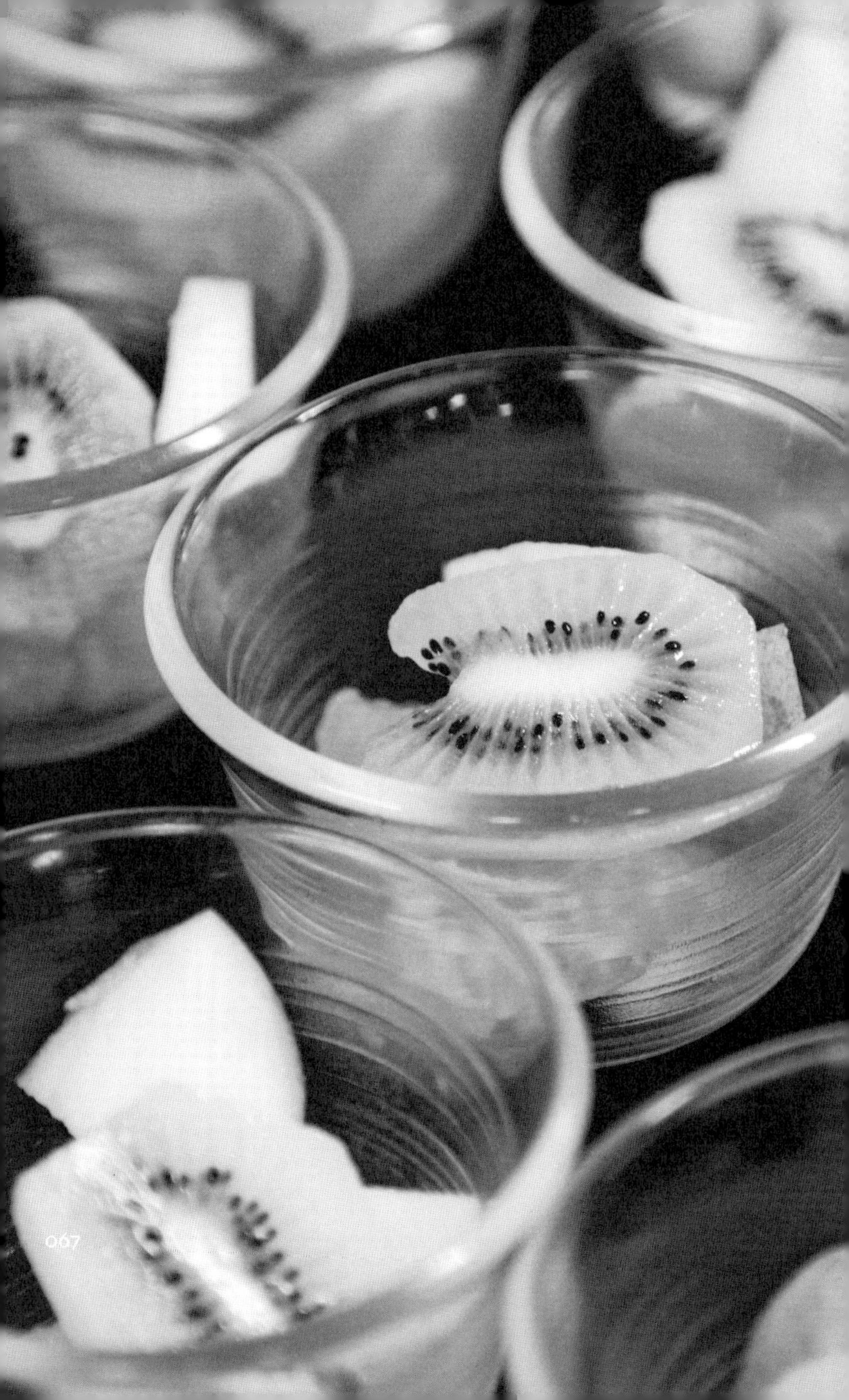

## 予算と決算、どちらが重要か？

この本の始めにもお話ししたように、私は1981年、33歳のときに生まれて初めて玄米を食べるようになり、噛むことの楽しさに目覚めたのですが、体調の変化もすぐに現れてきました。

玄米をひと口200回よく噛んで食べ始めたら、長い長い消化器官がびっくり仰天！　おなかがゴロゴロ鳴り出し、おならが出るわ出るわ。ところが、このおならがちっとも臭くないのです。

最大の驚きはウンコの量でした。洋式水洗トイレが詰まってしまうくらいの快便、いや、快々便なのです。その形状は自分で見てもほれぼれしてしまうような、太さも長さも立派なフルサイズの「バナナウンコ」。おならと同様に臭くなく、さらに驚くべきことは排便後にトイレットペーパーでふいても何もついてこないことでした。

1937年から72年までの35年間、北は北海道の端から南は沖縄の八重山群島に至るまで、全国津々浦々の市町村で人々の暮らしぶりや健康状態を観察し続け、『日本の長寿村・短命村』などの著書を世に残した東北大学医学部公衆衛生学教室の近藤正二教授は、口から入れる食べ物を「予算」、お尻から出るウンコを「決算」と言っています。

予算と決算のどちらが重要かを考えると、予算がどう使われたのかという結果を表す決算のほうが大事だと思いませんか。つまり、何を食べるかというよりも、どのようなウンコを出すのかを見るほうが肝心なのです。

これを踏まえて私が提案する最良の決算は、「バナナウンコが毎日2本出るような食生活」です。

一括払いでも、朝1本、夕方1本の分割払いでも結構です。講演などで大勢の方々を前にお話をする際、「こういう決算報告ができる人が、本当の『二本人（日本人）』です」と言うと、皆さん大爆笑をしてくれます。

ちなみに、1日にバナナウンコを4本出せる人を「四本家（資本家）」と私は呼んでいます。

## バナナの長さを測定した落語家さん

今から20年以上前、地元・熊本県JA長陽村（当時）稲作部会と共同で、多くの農家の水田を訪れてイネの生育調査を行っていたことがあります。

そんなある夏の夕方、調査が終わらずおなかもすいてきましたので、近所のラーメン屋さんに駆け込みました。そして、その店内に積まれていた古い週刊誌で「バナナの長さを測定した落語家さん」の記事を見つけました。
昔のことなので出典は不明のままですが、これこそまさに予算と決算のお話。その概要を簡単にご紹介しましょう。

――バナナウンコが出るときは体調も絶好調。高座に上がってもお客さんに心から喜んでいただける噺《はなし》ができること、すなわち決算と体調と噺との密接な関係に気づいた落語家さん。このバナナの長さを測定しようと試みました。

でも、和式水洗トイレでしゃがんだままでは、とぐろを巻いてしまい測定できません。トイレの端にしゃがみ、ウンコを出しながらゆっくり前進すると真一文字になります。前進のスピードが速すぎると途中でプッツン、失敗です。首尾よく真一文字が残せたので定規で長さを測ったところ、30センチ以上、尺貫法に直すと1尺（30・3センチ）になります。

その結果を見た落語家さんは、駄じゃれの世界で生きている人です。

魚釣りには「鮒《ふな》に始まって、鮒で終わる」という言葉があります。中でもヘラブナ釣りは1尺のヘラブナを釣り上げることが極みで、これを「尺鮒」と呼ぶのですが、この言葉にあやかって30センチ以上のウンコを「尺糞《しゃくふん》」と名づけたそうです……。

## 「尺糞」の片野さん

この話を全国各地の講演会でお話しすると爆笑の嵐。以来「尺糞の片野さん」と呼ばれるようになりました。

「今日は尺糞の話が聞けるから」ということで集まった人々を前にして、時間の関係で尺糞の話をしなかった場合には叱られたこともありました（笑）。

そういえば、こんなこともありました。

――講演終了後、私のもとに近寄ってきた老夫婦がいました。満面に笑みを浮かべたおばあさんがいきなり、「先生、アレが出ました」とひとこと、私には全く話が見えません。けげんな顔をしていたら、「アレですよ、アレ、尺糞ですよ！」と教えられました。

そのおばあさんいわく、ある日トイレに行ったら片野先生が教えてくれた尺糞が出て大喜び。さっそくおじいさんに報告したところ、おじいさんもトイレに駆けつけ、老夫婦そろってまじまじと尺糞を観察したそうです。「流すにはもったいない。チョット待ってなさい」と言って部屋に戻ったおじいさんはカメラを持参して、その尺糞をパチリと記念撮影したのだとか。なんともほほえましい光景ではないでしょうか。

尺糞、こうなってくるともう神々しさが漂ってきます。皆さんも生涯に一度は尺糞に挑戦してください。人生、楽しくなりますよ。

私自身もこれまで数回、尺糞を達成したことがあります。優に1尺はこえていました……。

## トイレは立派な研究室

食生活における「決算」（すなわちウンコ）によって私が名づけた人間像はさまざまです。

「二本人」なら優秀ですが、「コロコロ人」や「ベチョベチョ人」、中には「ゲーリー・クーパー」なんて人もいるでしょう。最悪なのは便秘です。でも、こういう人のことを「ベンピ人」と呼ぶのでは芸がありません。そこで思案の末に「デナイ人」と命名しました。

皆さん、自分のウンコがどうなっているのかじっくり観察し、食生活↓ウンコ↓体調との関係を研究しましょう。そうなると、もはやトイレはウンコをする場所ではありません。自分が「なに人」なのかをしっかり見極め、予算と決算の関係を考察する「研究室」になるのです。

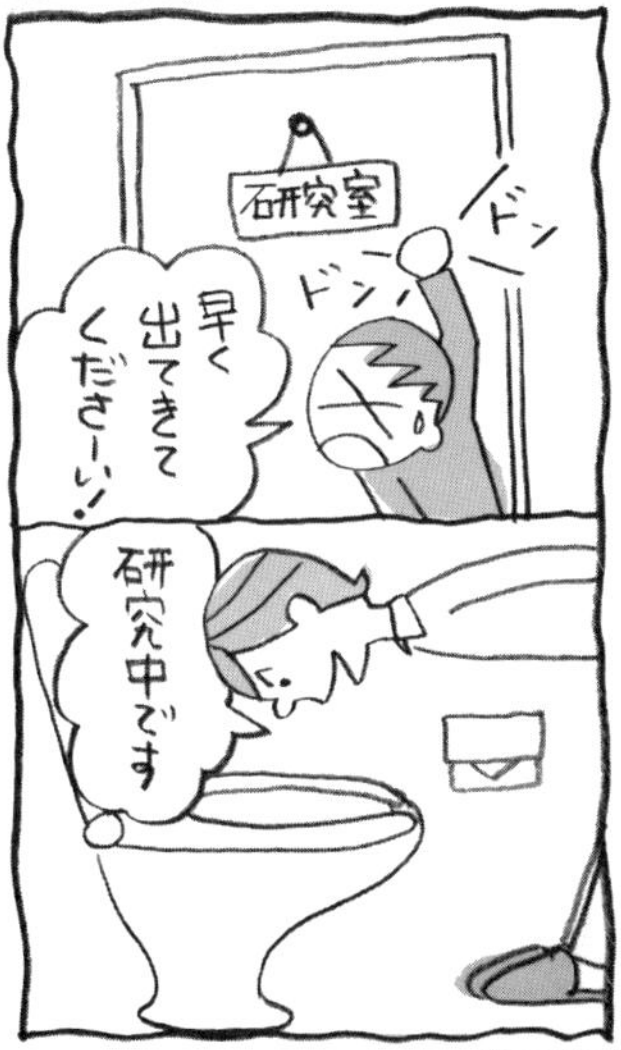
研究室
ドンッ
ドンッ
早く出てきてくださーい!
研究中です

イラスト：花田 美恵子

こんな話をいろいろな場所で繰り返し話していたら、いつも私が行く農家のトイレに「研究室」という名札が貼ってあり、「片野先生があんなことを言ったから、あれ以来、我が家はトイレの名札を『研究室』につけ替えました」と言われたこともありました。

## 浮くのがよいか、沈むのがよいのか？

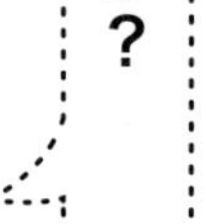

ところで、なぜ「ウンコ」というのか考えたことがありますか？　こんな質問をすると小学1年生でも真剣に私の話を聞いてくれます。

「ウンコ」は「ウン」と力んで出すからですよ。「コ」は言葉を優しくする愛称で、東北地方ではリンゴのことを「リンゴッコ」、牛のことを「ベコッコ」というように、物の名前の後に「コ」をつけて呼んでいます――と、私なりに説明をすると皆さん大喜びしてくれます。

それでは、ウンコは水に浮くのがよいか、沈むのがよいのか？

私の本業は自然農法の研究ですが、生きている豊饒な土は空気を多く含んだ団粒構造が発達し、排水性と保水性が兼備されてホクホクしています。

ウンコも同様で、空気をいっぱい含んでホクホクしているから水に浮く。だから「浮くウンコ」が正解だと私は考えています。

それともう一つ、省エネという観点から考えても「浮くウンコ」がいいと思っています。

まず、洋式水洗トイレを思い浮かべてください。沈むウンコは便器の底部をこすりながら流れていくので、その際にウンコが便器にこびりついてしまいます。そのためトイレ用たわしを使って便器を掃除し、もう1度水を流してからでないとトイレから出られません。つまり、2度も水を流さなければなりません。

一方、浮くウンコの場合はどうでしょう。便器をこすって汚すことなく、するりと水に流されてしまうので、無駄な掃除（手間）と水資源の無駄使いがなくなります。

これをウンコの代わりにお金で考えてみると、五百円硬貨は沈みますが、一万円札は浮きますよね。だから「価値あるものは浮くのです」と学生諸君に話したら、ほとんどの学生は納得した顔をしました。ところが、賢い学生からは「先生、一円玉はどうなんですか？」と一本取られたことがありました（笑）。

## 日本人のウンコはデカイ

日本人の胃袋の大きさ（容量）が約1・5リットルなのに対して、欧米人の胃袋は約1・0リットル。なんと1・5倍も違います。

栄養を吸収する小腸の長さも日本人が約7・5メートルなのに対して、ヨーロッパ人は5メートル以下。日本人の糞便の量、すなわちウンコの量も白人の2〜3倍だといわれています。

日本人のウンコにまつわるちょっと面白いエピソードが残っています。

——1945年8月9日、旧満州にソビエト連邦軍が怒涛《どとう》の進撃を始めました。逃亡した日本の関東軍兵舎を見たソ連軍の参謀は、その兵力を分析することにしました。便所に残されたウンコの量も分析対象になったそうです。

その結果、参謀は「この兵舎にはこんなに多くの日本兵がいたのか！」とびっくり仰天。なぜなら、おそらく白人のその参謀が出すウンコの量は日本兵の半分から3分の1。すなわち、そこにいた日本兵の数を実際の人数の2倍から3倍だと誤解したのでした。

胃の大きさや腸の長さ、ウンコの量の差は、日本と欧米の気候と風土の違いによってもたらされた結果だと考えられます。

島国に住む日本人は、昔から穀類や海藻、野菜を中心にした食生活を送っていました。これらをしっかり消化吸収するために、口から入れた食べ物がS状結腸に到達するまでの時間が欧米人に比べて長くなったのでしょう。

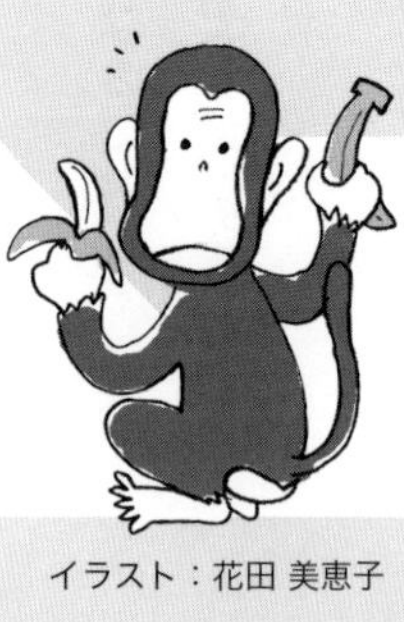

イラスト：花田 美恵子

## 日本とヨーロッパとの比較

| 項目 | 日本・日本人 | ヨーロッパ・白人 |
|---|---|---|
| 体型 | 胴長短足 | 胴短長足 |
| 胃袋の大きさ | 1500ml | 1000ml |
| 小腸の長さ | 7.6m | 5m 以下 |
| 胆汁の脂肪ケン化力 | 弱い | 強い |
| アルコール分解酵素保持者 | 少ない | 多い |
| 尿中の塩化ナトリウム濃度 | 高い | 低い |
| 乳糖消化可能成人率 | 5% | 98%（デンマーク人） |
| 排便量 | 白人の 2~3 倍 | 1 倍 |
| 摂食後排便までの最短時間 | 30 時間 | 12 時間 |
| 気候 | 温帯湿潤 | 西岸海洋性・温帯冬雨 |
| 土地条件 | 火山列島 | 火山なし |
| 年平均気温 | 高い 15.9℃（東京） | 低い 10.9℃（パリ） |
| 年間降水量 | 多い 1467mm（東京） | 少ない 648mm（パリ） |
| 植物相 | きわめて豊か | 単純 |
| 土壌酸度 | 酸性・栄養分流亡 | 塩基性 |
| 作物のミネラル含量・栄養価 | 少ない | 多い |
| 作物栽培 | 水田＋畑作 | 畑作＋牧草地 |
| 主な作物 | 米と大豆 | 小麦とエンドウ |
| 牧草と畜産 | 明治時代以降 | 牧畜の歴史長い |
| 摂食の特徴 | 大量摂食・海産物 | 畜産物 |
| 温泉 | きわめて多数 | きわめて少ない |
| 水質 | 軟水・ミネラル少 | 硬水・ミネラル多 |
| 上水道 | 家庭で飲める | ミネラルウオーター購入 |

表作成：片野

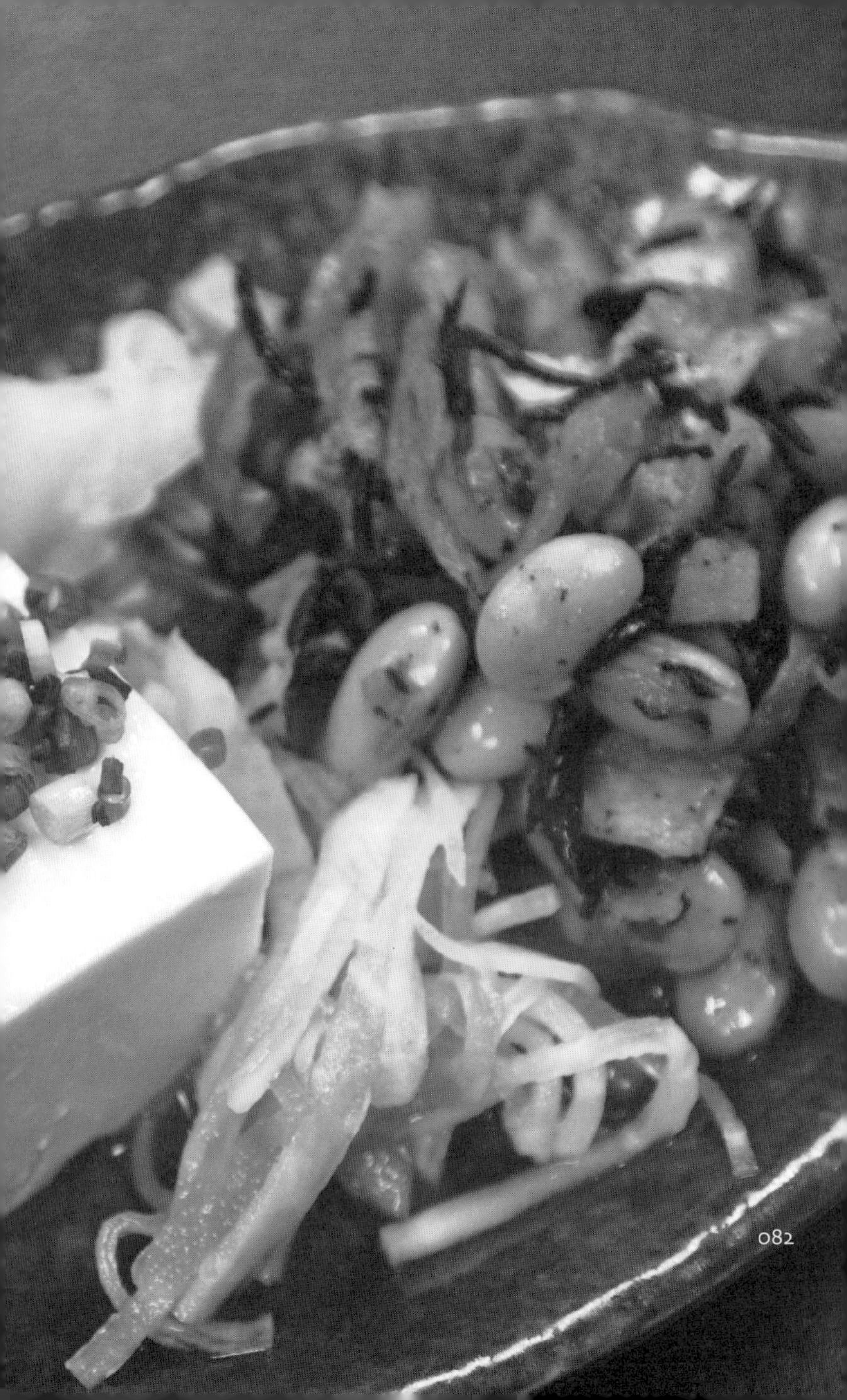

Chapter 5

# ヒトは何を食べてきたのか

動物たちの毎日の健康状態は「毛づやとウンコ」で判断するそうです。つまり「予算」（口から入る食べ物）と「決算」（お尻から出るウンコ）の大切さは、人間から野生動物全般にまで共通する卓見だったのです！

## 健康診断は毛づやとウンコで

自然農法での稲作栽培技術確立のために九州東海大学（当時）に移った1984年度から、私は学生とともに、ウシ・ウマ・トリ・ヒツジ・ヤギなどの各種家畜糞尿堆肥を施用した栽培試験を水田と畑で実施してきました。

ある日、家畜だけでなく野生動物、たとえば「ゾウのウンコを田んぼに入れたらゾーとしたイネになるのか？」「キリンのウンコを入れたら草丈が伸びるか？」「ヘビのウンコを入れたらクネクネするのか？」などと面白半分、駄じゃれ気分で考え、それを確かめるべく野生動物のウンコをもらいに熊本市動植物園に出かけました。

獣医師の飼育係長さんが丁寧に応対してくれたのですが、結論からいえば、寄生虫が園外に拡散する恐れがあるということで私の願いはかないませんでした。しかし、このときの会話を通して、動物の健康状態に関して興味深いことを教えていただきました。実は、係長さんはじめ飼育係の皆さんは、動物たちの毎日の健康状態を「毛づやとウンコ」で判断するというのです。

このひとことによって、「予算」（口から入れる食べ物）と「決算」（お尻から出るウンコ）の大切さは、人間から野生動物全般に共通する卓見だったことがわかり、私にとっては欣喜雀躍《きんきじゃくやく》した記念すべき日になったのです。

## ヒト以外の動物たちの食

その後、何年か経ってから久しぶりに熊本市動植物園を訪れ、動物園ではどのような食べ物を動物たちに与えているのか飼育係の方に尋ねました。

動物園における給餌は最も大変な作業で、昼から午後3時ごろにかけて飼料を配合し、1日1回、夕方に与えます。

動物園で飼育されている霊長類5種の飼料の給餌量をまとめると、1日あたりの給餌量は、マダガスカル島に生息するキツネザル亜目（原猿類）のエリマキキツネザルで800グラム、アマゾン川流域の熱帯雨林にすむサル亜目・広鼻猿類のクロクモザルで1400グラム、エチオピアからアラビア半島にすむ狭鼻猿類のマントヒヒでは2900グラム。

その内訳（89ページの表）を見ると、サツマイモ、ハクサイ、ニンジン、リンゴ、バナナ、柑橘類など、イモ類・野菜・果実が多く、ほとんどが植物性です。

北限のサルとして知られるニホンザルの場合は、野菜と果実のほかに小麦や青米などの穀類も加わり、800グラムの給餌量のうち10グラムのドッグフードを除けばすべて植物性です。

熱帯雨林からサバンナ気候のアフリカ西部と中央部に生息し、人類に最も近い類人猿に属するチンパンジーには14種類の飼料4キロが給餌され、そのうちリンゴとバナナが各800グラム、サツマイモと柑橘類が各500グラム、牛乳400グラム、ハクサイとニンジンが各200グラムなどで、牛乳・乳製品570グラム（14パーセント）を除けば、やはり植物性が中心です。

さて、人間の場合はどうなっているかということで、農林水産省が公表している食料需給表の2003年度・確定値を表に加えてみました。

日本人の場合、1日あたりの食料供給量は1376グラムです。この量はチンパンジーの34パーセント、マントヒヒの47パーセントで、ニホンザルの172パーセントになり、チンパンジーの摂食量の多さに驚きます。

日本人の食物の内訳を見ると、米169グラム、小麦89グラム、イモ類53グラム、野菜260グラム、果実109グラム、肉類77グラム、鶏卵46グラム、牛乳・乳製品254グラム、魚介類98グラム、砂糖類55グラム、油脂類

41グラムなどとなっており、動物性が35パーセントを占め、植物性主体である霊長類の食事とは顕著に異なっています。

少々乱暴ですが、動物図鑑で示される体重範囲の上下の数値を2で割って平均体重を求め、体重1キロあたりの1日の摂取食物量を算出してみました。日本人の場合、平均体重を60キロと仮定すると23グラムになります。

平均体重3・5キロのエリマキキツネザルで229グラム（日本人の10倍）、7・35キロのクロクモザルで191グラム（8・3倍）、13キロのニホンザルで62グラム（2・7倍）、15キロのマントヒヒで193グラム（8・4倍）、60キロのチンパンジーで67グラム（2・9倍）となり、これら霊長類は生存するために不可欠な食物摂取にいかに苦闘しているかという実態が見えてきます。

チンパンジーと同様にアフリカの熱帯雨林にすむゴリラは1日に6～8時間もの間、猛烈な食欲で木の葉を食べています。

つまり、生きることは食べることでもあるのです。

### 熊本市動植物園における飼育霊長類の飼料給与量と日本人の食料供給量

| 霊長類名 | 1日1頭あたりの飼料名と給与量(g) | 合計(g) |
|---|---|---|
| エリマキキツネザル | ハクサイ(130)、ニンジン(70)、サツマイモ(270)、リンゴ(130)、バナナ(70)、柑橘類(40)、パン(50)、タマゴ(20)、イリコ(10)、サル用ペレット(10)、ピーナッツ(10) | 800 |
| クロクモザル | ハクサイ(170)、ニンジン(70)、サツマイモ(670)、リンゴ(140)、バナナ(130)、柑橘類(70)、タマゴ(70)、サル用ペレット(10)、ピーナッツ(40)、ヨーグルト(10) | 1,400 |
| ニホンザル | ハクサイ(80)、ニンジン(120)、サツマイモ(400)、リンゴ(80)、イリコ(10)、サル用ペレット(40)、ピーナッツ(10)、小麦(60)、青米(20)、ドッグフード(10) | 800 |
| マントヒヒ | ハクサイ(400)、ニンジン(400)、サツマイモ(1000)、リンゴ(400)、バナナ(300)、柑橘類(200)、タマゴ(120)、イリコ(10)、サル用ペレット(10)、ピーナッツ(40) | 2,900 |
| チンパンジー | ハクサイ(200)、ニンジン(200)、サツマイモ(500)、リンゴ(800)、バナナ(800)、柑橘類(500)、タマゴ(60)、イリコ(30)、サル用ペレット(50)、ピーナッツ(40)、牛乳(400)、ヨーグルト(90)、ジャムパン(200)、チーズ(80) | 4,000 |
| 日本人 | 米(169)、小麦(89)、イモ類(53)、でんぷん(48)、豆類(26)、野菜(260)、果実(109)、肉類(77)、鶏卵(46)、牛乳・乳製品(254)、魚介類(98)、海藻類(3)、砂糖類(55)、油脂類(41)、みそ(11)、しょうゆ(21)、きのこ類(9)、参考：酒類(211)は合計に含まず | 1,376 |

注)日本人1人1日あたり供給数量は農林水産省・2003年度・食料需給表(確定値)による。

表作成：片野

現代日本人の食生活は、食を軽んじて粗末にしていると批判されることが多いのですが、生命《いのち》をいただくという行動こそ、動物の行動の本源ではないかということを考え直す時期にきているようです。

## 五穀を食べてきた日本人

精米技術の進歩により、日本で白米が食べられ始めたのは17世紀末、江戸時代の元禄のころとされています。

それ以前には「お米」といえば玄米でした。ひと口48回噛んでいたとされる徳川家康も玄米しか食べていませんでした。白米を食べたのは社会の最上層のごくごく一部の人々でした。白米を食べ始めて「江戸患い」という奇病が出現し、人々は恐れました。原因はビタミンB1欠乏症、脚気《かっけ》でした。

明治時代になっても、お米を常食できたのは一部の人々でした。陸軍に入ると白米、銀シャリがたらふく食べられるということで競い合って入隊したそうです。

しかし、軍医総監・森鷗外の指導で陸軍では精白米を常食し、日清戦争では多くの兵士が脚気で病死しました。麦飯を奨励していた海軍では脚気による死亡はありませんでした。

1881年に陸軍薬剤監・少将に任ぜられた石塚左玄は、94年に薬学会誌に「人類は穀食動物なり」を発表、翌々年には大著『化学的食養長寿論』を自費出版し、玄米食を提唱しました。1907年に食養会を創立した石塚の行動は、日清戦争の猛省の上に立っていたと想像されます。

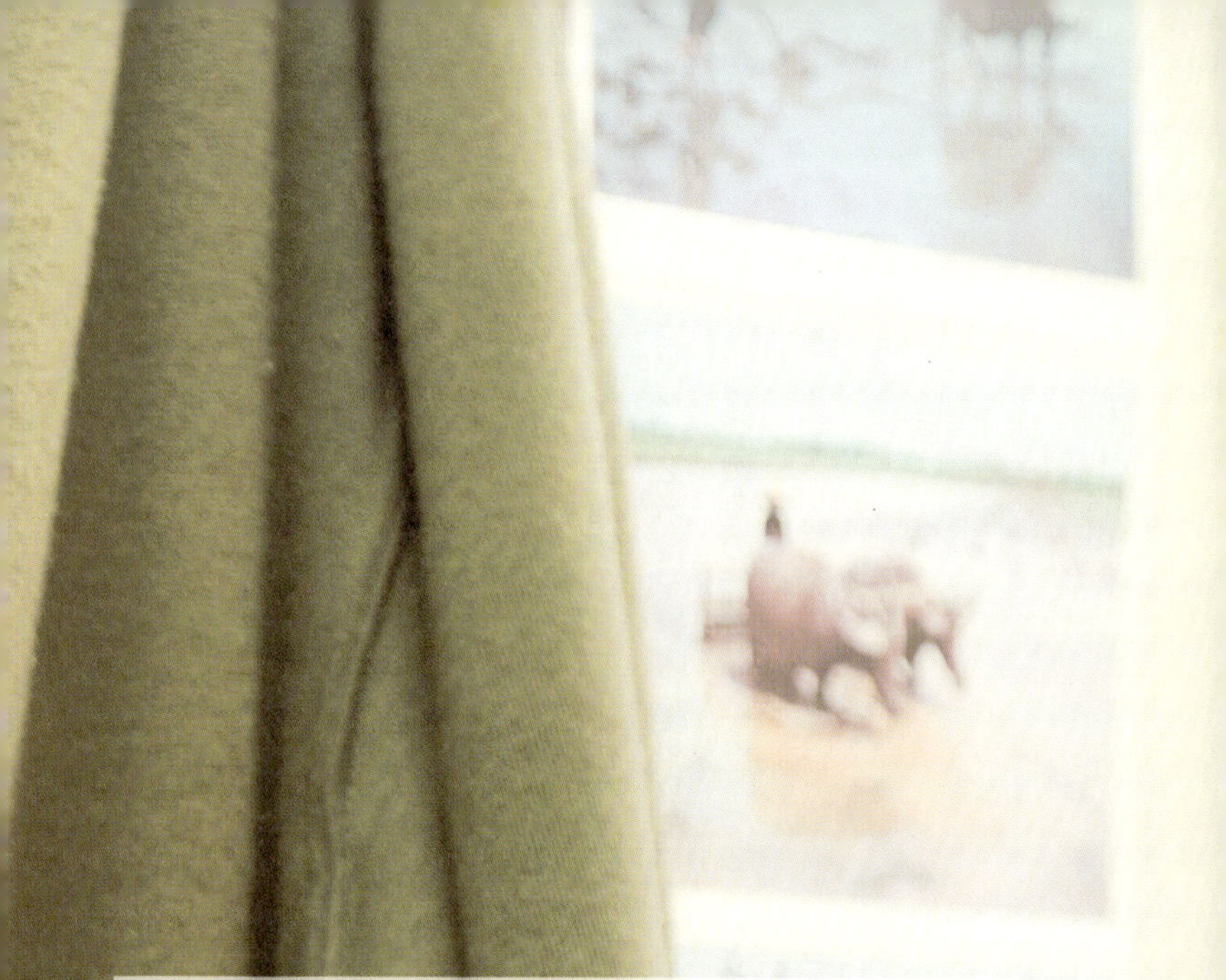

Chapter 6

# ようこそマナブちゃん食堂へ

午前11時30分になるとエプロンをつけて調理を開始。さあ、「マナブちゃん食堂」の開店です。大学の研究室を舞台に8年間、ほぼ休みなく毎日続いた、私と学生たちとのお昼ごはんの記録を紹介します。

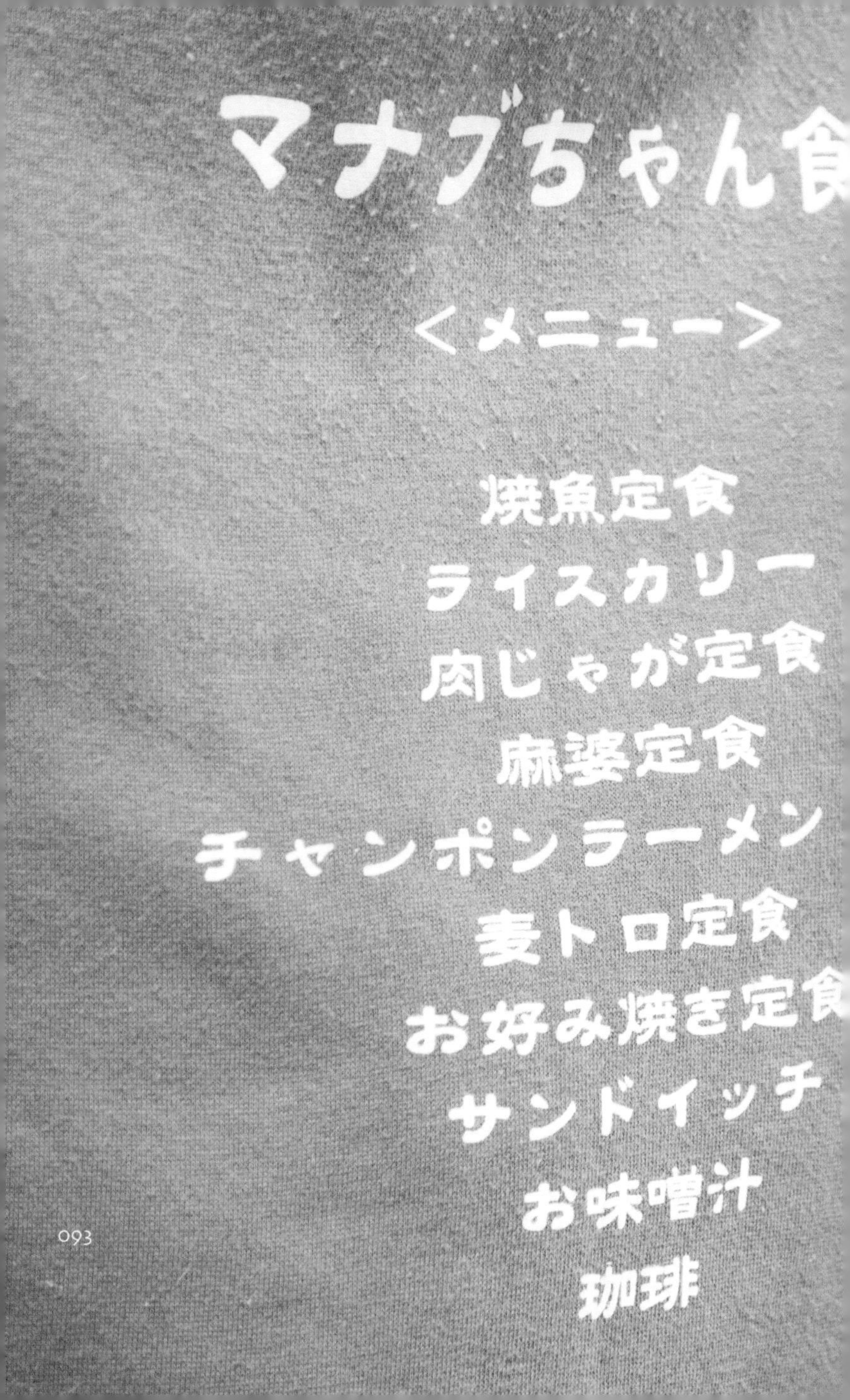
マナブちゃん食
＜メニュー＞
焼魚定食
ライスカリー
肉じゃが定食
麻婆定食
チャンポンラーメン
麦トロ定食
お好み焼き定食
サンドイッチ
お味噌汁
珈琲

２００６年４月から14年２月までの８年間、私は大学の研究室を舞台にほぼ休みなく、毎日のようにお昼ごはんを作り続け、写真として残してきました。これからご紹介するのは、それらをもとにした私と学生たちのお昼ごはん——「マナブちゃん食堂」の記録です。

午前11時30分になるとエプロンをつけて調理を開始。味噌汁を作るために電磁調理器をスイッチオンすると、じきに研究室いっぱいにだし汁の香りが漂います。

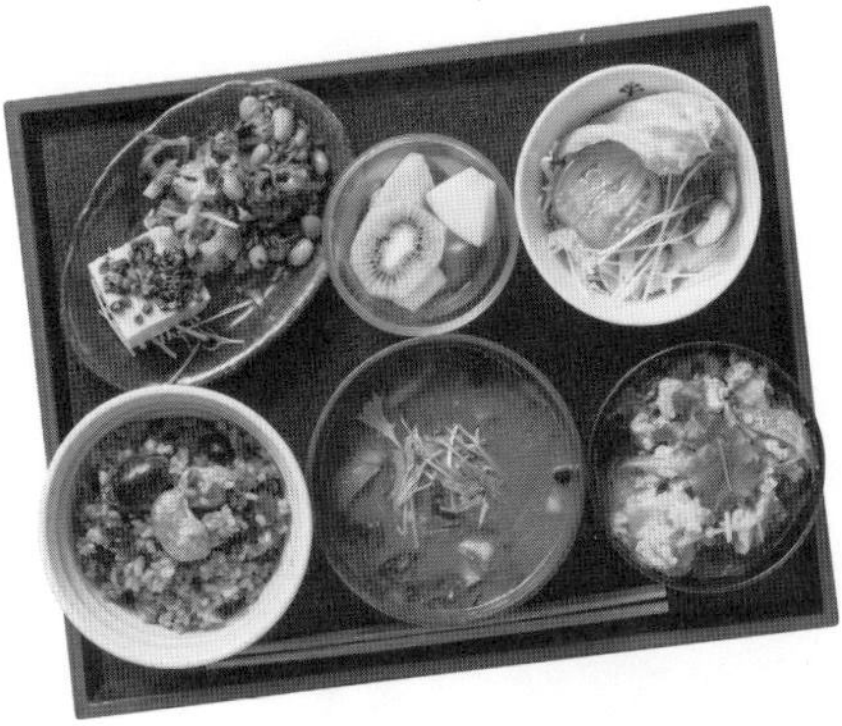

MANABU-Chan Shokudo

入室するなり、「あっ！　おばあちゃんの家の匂いだ！」と学生がひとこと。包丁とまな板のトントンという音を聞いて、「あっ！　ママの音だ！」と言う学生もいます。主菜と副菜の調理・盛りつけ・配膳などは正午過ぎには終了。調理台も雑巾できれいにふいて、調理用具もしっかり洗って乾燥棚へ。

さあ、マナブちゃん食堂の開店です。

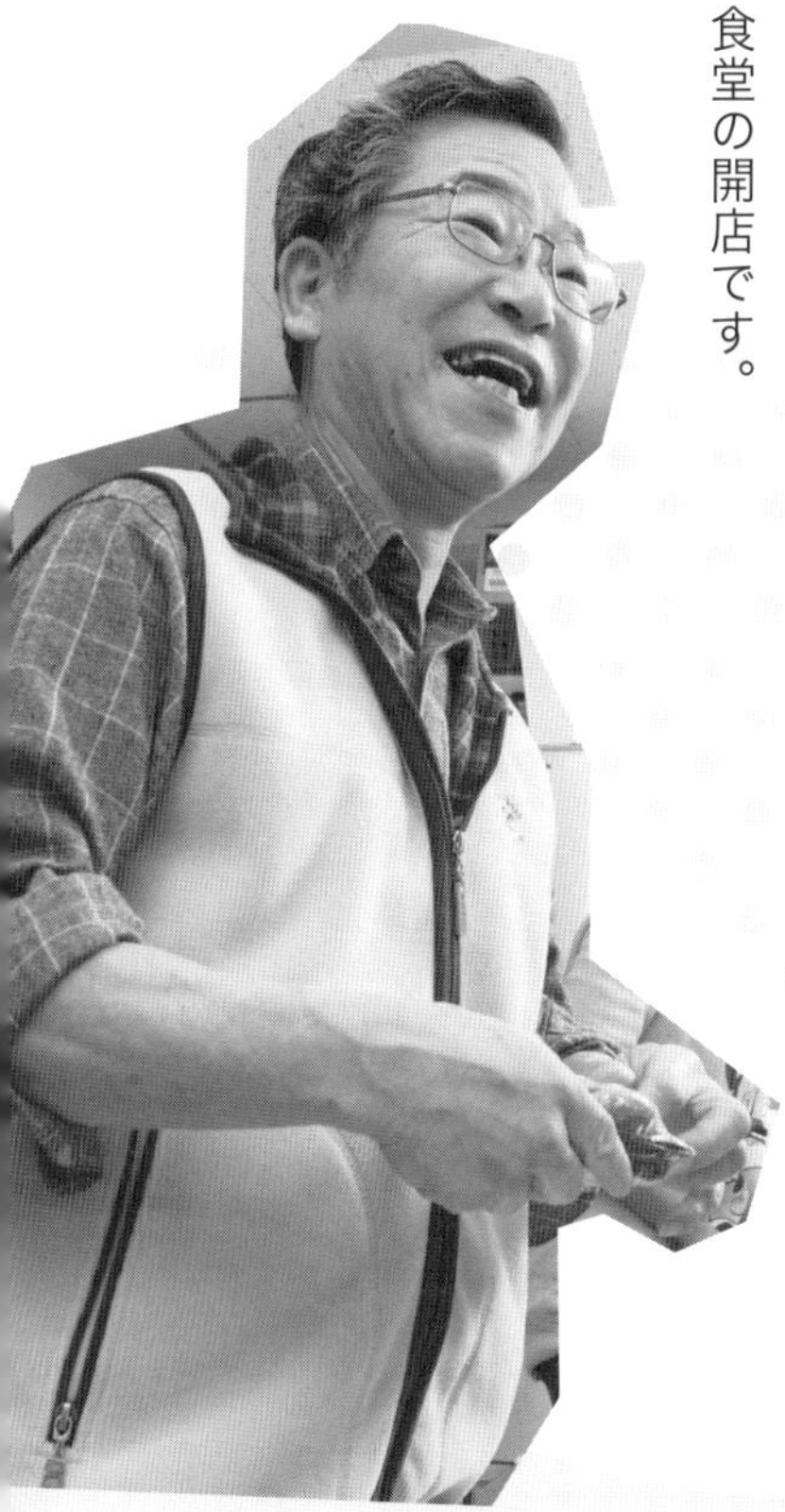

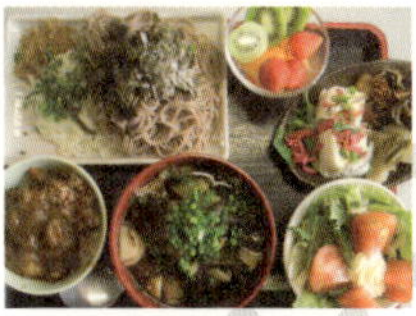

2013/4/4（thu）

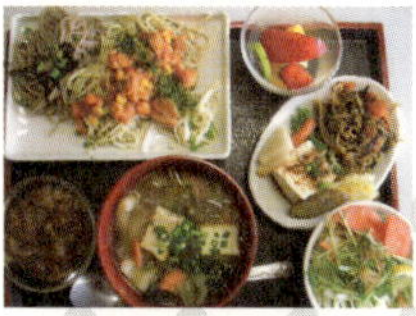

2013/4/5（fri）

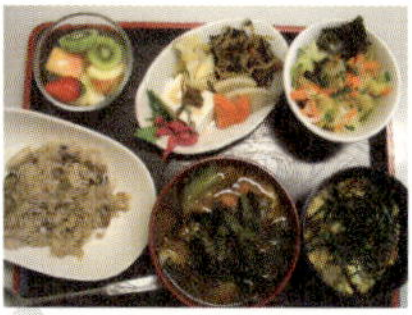

2013/4/6（sat）

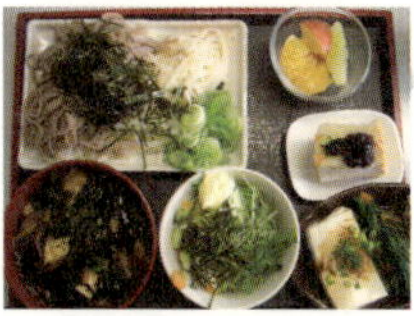

2013/4/11（thu）

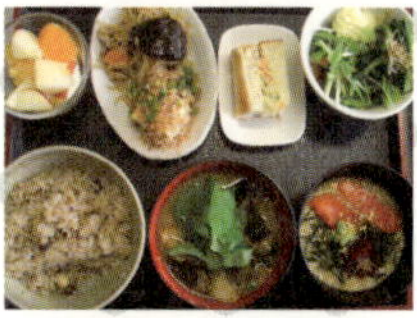

2013/4/12（fri）

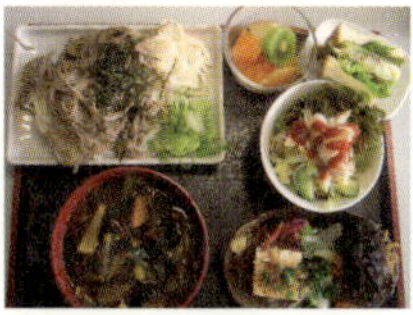

2013/4/18（thu）

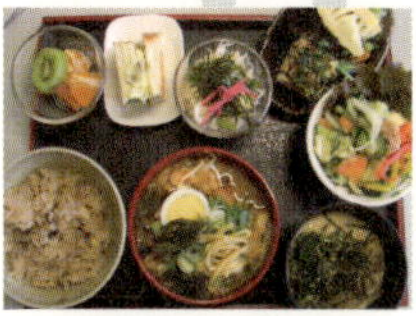

2013/4/19（fri）

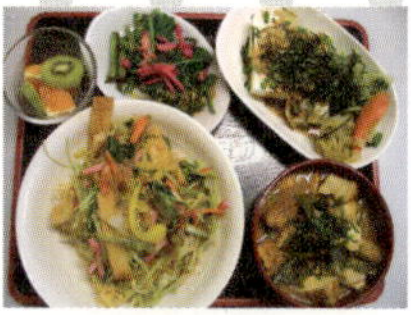

2013/4/20（sat）

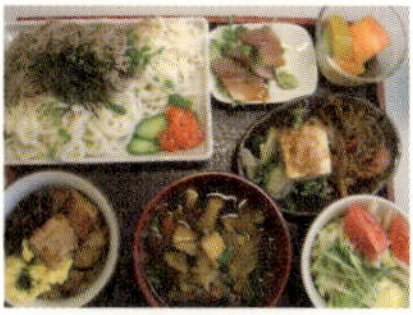

2013/4/25（thu）

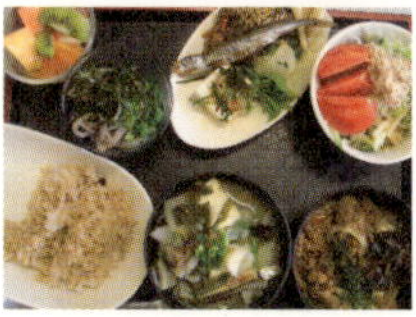

2013/4/26（fri）

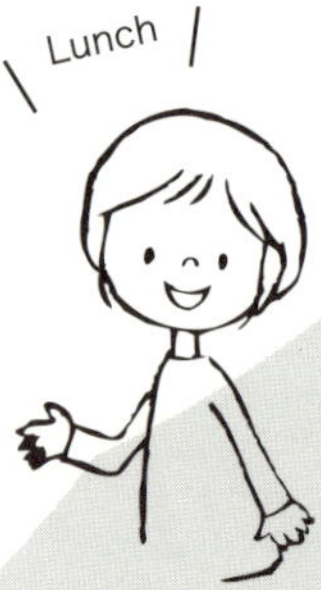

# Menu of one month 1カ月の献立

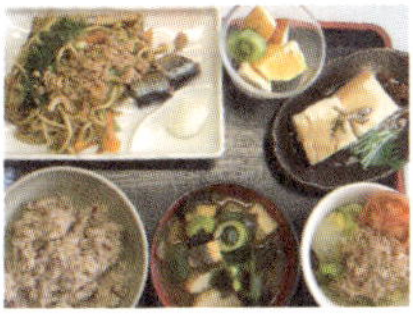

2013/4/1（mon）

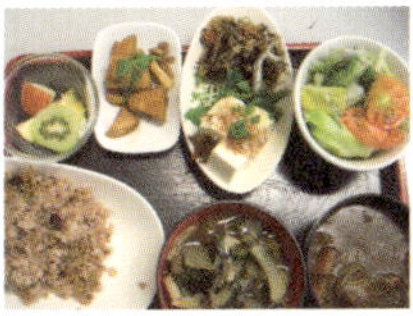

2013/4/2（tue）

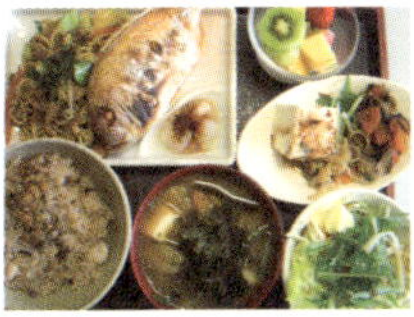

2013/4/8（mon）

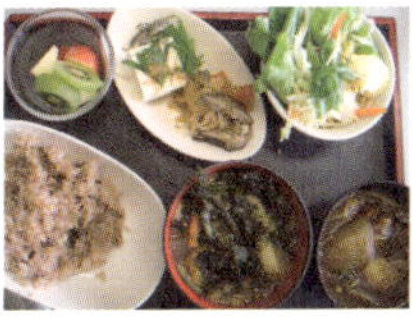

2013/4/9（tue）

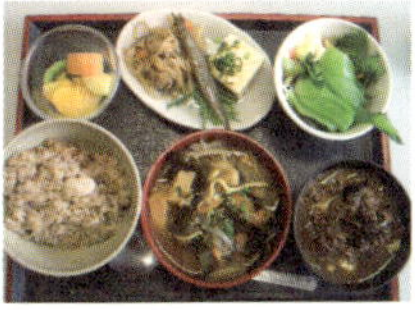

2013/4/10（wed）

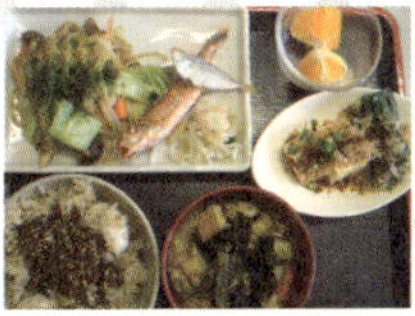

2013/4/15（mon）

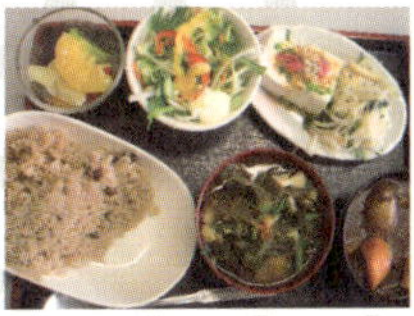

2013/4/16（tue）

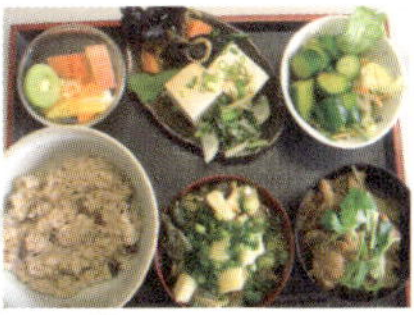

2013/4/17（wed）

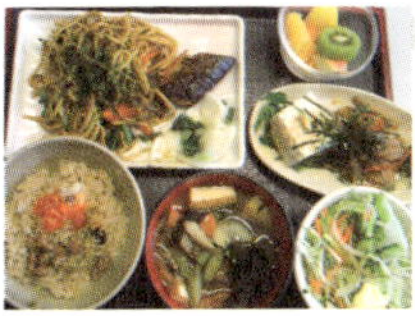

2013/4/22（mon）

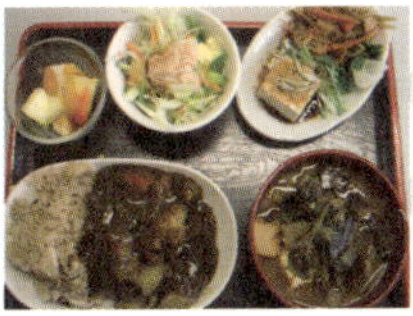

2013/4/23（tue）

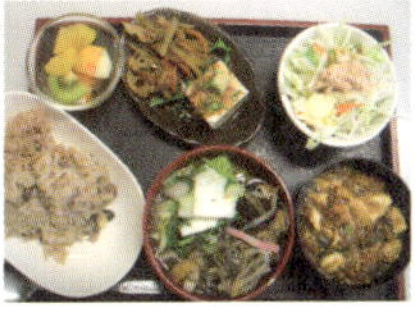

2013/4/24（wed）

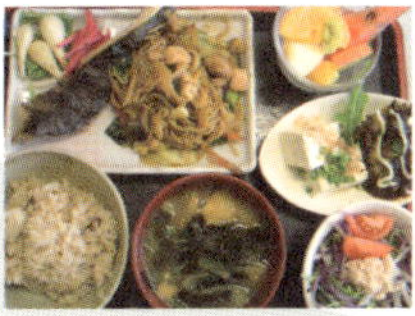

2013/4/29（mon）

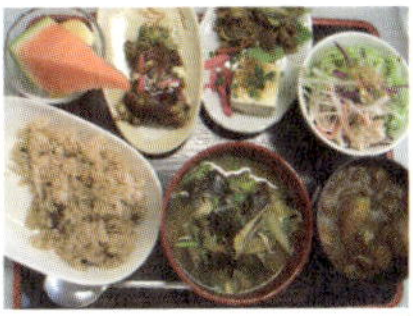

2013/4/30（tue）

## こうして自炊は始まった

私が大学の研究室で自炊を始めたのは2000年9月、タイ王国・モンクット王工科大学の応用昆虫学者であるラタナ博士が協定校交換教員として農学部の作物学研究室（つまり私の研究室です）に滞在したことがきっかけです。

3カ月間の滞在中、博士に寝泊まりしていただいたゲストハウスは大学の硬式野球部の寮に併設されており、食事は若い野球部員と同様の肉と油攻めの食事でした。

滞在期間が長くなるにつれ、私と同い年ぐらいの博士はそんな食事にへきえきして体調を崩し始めていたようでした。そこで私が、「タイではどんなものを食べていたんですか？」と尋ねると、なんと玄米を食べていたというではありませんか！

作物学研究室には8アール（800平方メートル）の実験水田が2筆あり、玄米が山のようにあります。しかも研究室には、私が勤務を開始した1984年度からガス台や調理器具、食器戸棚などがすでに完備されており、自分たちが育てたイネの試食や研究室コンパの際にフル稼働していました。

さっそく炊飯器を購入して玄米を炊いておかずを作り、昼食をともにすることにしました。私は以前からときどき、自宅や研究室で手料理を作って家族や学生諸君に味わってもらっていたので、台所仕事は苦になりません。それが月曜から金曜までの毎日になっただけでした。

ラタナ博士は12月に無事帰国。研究室に炊飯器が残されました。玄米が炊ける炊飯器があるものですから、博士の帰国後も私一人で玄米食を続けることにしました。

## うつ病の女子学生との出会い

２００５年３月のことです。学外の勉強会や諸行事などにも積極的に参加していた女子学生が、３年次前半からうつ病のために授業にも出られなくなり、単位取得もままならず、このままでは卒業もおぼつかなくなったために退学したいという連絡がありました。電話で聞く彼女の声にはかつての生気が感じられません。

心配になって食生活などから調べた結果、彼女の不調の原因は「低血糖症」に違いないと判断しました。

低血糖症は糖尿病の逆で、人間の細胞を動かすエネルギーとなるアデノシン三リン酸（ＡＴＰ）の原料となる血液中のブドウ糖の濃度、すなわち血糖値が正常値より低く維持される一種の病気です。ブドウ糖の量が少ないためにATPの生産量が不足して脳神経細胞の働きが低下し、心身の不調を訴えるようになったのでしょう。

低血糖症になる最大の要因は白砂糖です。白砂糖を大量に含む甘い菓子類、菓子パン、ケーキ類やドリンク類を常食あるいは常飲した結果、血糖値の急激な上昇↓インスリンの大量分泌↓血糖値の急激な低下によって低血糖状態が常態化してしまうのです。

## 1年後、彼女はどうなったのか？

低血糖症なら食事を改善することで治るはずだと確信した私は、退学届を持参してきた女子学生に「退学届をとりあえず撤回して、私と一緒に玄米を食べてみよう」と提案。月曜から金曜まで研究室で毎日一緒にお昼ごはんの準備をして食べるようになり、工夫と研究を重ねた結果、その内容も日々ゴージャスになっていきました。

彼女と作った見た目にも美しいお昼ごはんの最大の効用は、とにかく食欲が増し、楽しみながらの食事をとることができたことです。

基本は玄米五穀飯と具だくさん味噌汁。副菜としては麺類、イモ類、大豆食品、野菜、海藻、小魚、小エビなどを大量に使いました。

振り返ってみると2人で昼食を食べた1年間は、魚介類や肉類をほとんど食べませんでしたね。

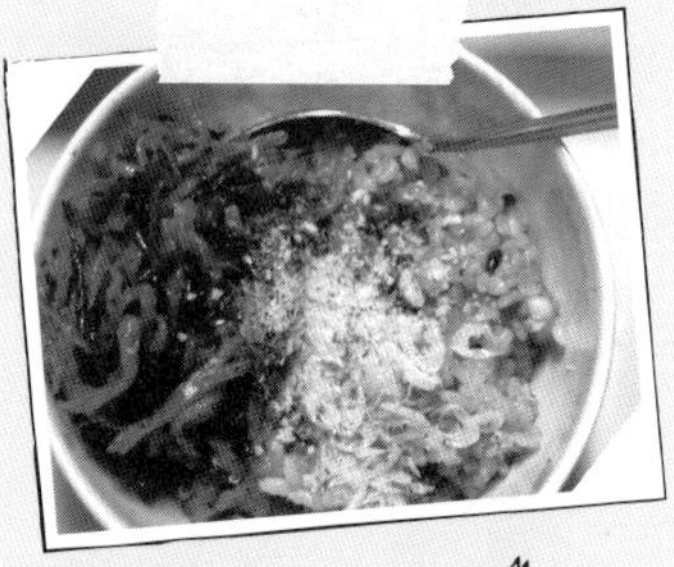


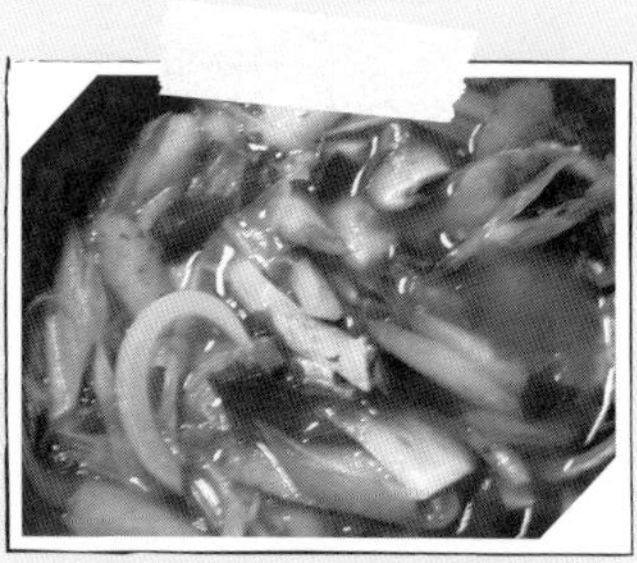

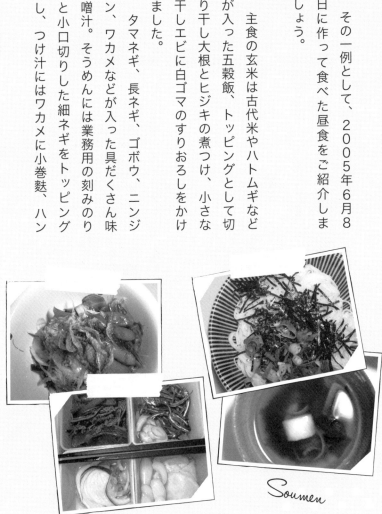

その一例として、2005年6月8日に作って食べた昼食をご紹介しましょう。

主食の玄米は古代米やハトムギなどが入った五穀飯、トッピングとして切り干し大根とヒジキの煮つけ、小さな干しエビに白ゴマのすりおろしをかけました。

タマネギ、長ネギ、ゴボウ、ニンジン、ワカメなどが入った具だくさん味噌汁。そうめんには業務用の刻みのりと小口切りした細ネギをトッピングし、つけ汁にはワカメに小巻麩、ハン

Soumen

ペンが入っています。
サラダの代わりは、スライスした生の赤タマネギとゆでたスナックエンドウ。それに削り節と干しサクラエビを載せ、玄米酢4～5に有機醤油1の割合で混ぜた自家製ドレッシングの酢醤油をかけました。
このほか、暇なときに調理しておいた自家製の副菜――新ショウガの酢漬けとキビナゴの醤油煮、フキとワラビの醤油煮とウリの味噌漬け、ダイコンの千枚酢漬けとラッキョウの酢漬け、赤タマネギの酢漬けを少しずつ食卓に出しました。

どうです、なかなか豪華なお昼ごはんでしょう？

同級生や後輩の励ましもあって4月からは授業にも出られるようになった彼女は、夏には卒業研究の着手条件となる単位数を取得。秋学期からは卒業研究に着手し、無事に卒業、就職することができました。

## 2人分を作るのも10人分作るのも同じ

学生諸君の昼ごはんは悲惨です。具なしのインスタントラーメンやカップ麺、コンビニ弁当やおにぎり……ほとんど野菜がありません。

そこで2人分を作るのも10人分作るのも同じだと考え、2006年4月から、私の研究室に所属する大学4年生と大学院生10人に私を加えた合計11人による「作物学研究室食堂」を始めることにしました。

人数が2人から11人に増えたので、これまで使っていた5・5合炊きの電気炊飯器では足りません。学生諸君が自腹を切って1升炊きの炊飯器を購入してきました（この炊飯器はこの後8年間、現役で働いてくれました）。

食器類は我が家で余っていたものを研究室に運び込みましたので、当座は十分でした。
食材はすべて私が購入し、学生諸君の出費がゼロ。その代わり、調理や後片づけは全員で担当することにしました。

さて、いざ11人分を作ってみると、実はそれほど大変ではないということもすぐにわかりました。

学生たちは初めて食べる玄米五穀飯や十穀飯、具だくさん味噌汁、私が調理するさまざまな主菜、副菜や漬物類を、何の抵抗もなく喜んで食べてくれました。男子学生もたくさんいましたが、調理や後片づけを手伝うことを苦にせずむしろ面白がっているようで、食器や調理器具類の洗浄も進んでやってくれました。

こうして無事にスタートを切った作物学研究室食堂は1年間、平日はほぼ休みなく毎日開店し続けました。

今どきの学生諸君、特に男子学生は親御さんとの会話が少なく、大学で何をしているのかいちいち報告しないのが普通です。しかし、この年の4年生の多くが「今日はこれを食べた」「昨日はこれがおいしかった」などと実家の母親に逐一報告していたようです。

大阪で開催された大学の各地区後援会総会で、京都と兵庫在住の4年生男子のお母さんから「離れていても息子の様子がよくわかりました」とお礼の言葉をいただきました。

## 「マナブちゃん食堂」と命名される

作物学研究室食堂が2年目を迎えた翌年、2007年度の私の研究室には大学院生1人、大学4年生9人の計10人の学生が所属しており、そのうち女子3人は料理上手でした。さらに男子の中には釣り好きもいたことから、天草の外洋で釣り上げてきたスズキやチヌ、イカなどの刺し身も登場して料理内容が飛躍的に向上。

1年目に使っていた「作物学研究室食堂」では面白みに欠けるということからか、学生たちが「マナブちゃん食堂」という新しい名前もつけてくれました。

110～111ページの表は、例年5月中旬に行っている学内水田田植えに向けた準備作業が最も忙しくなる、

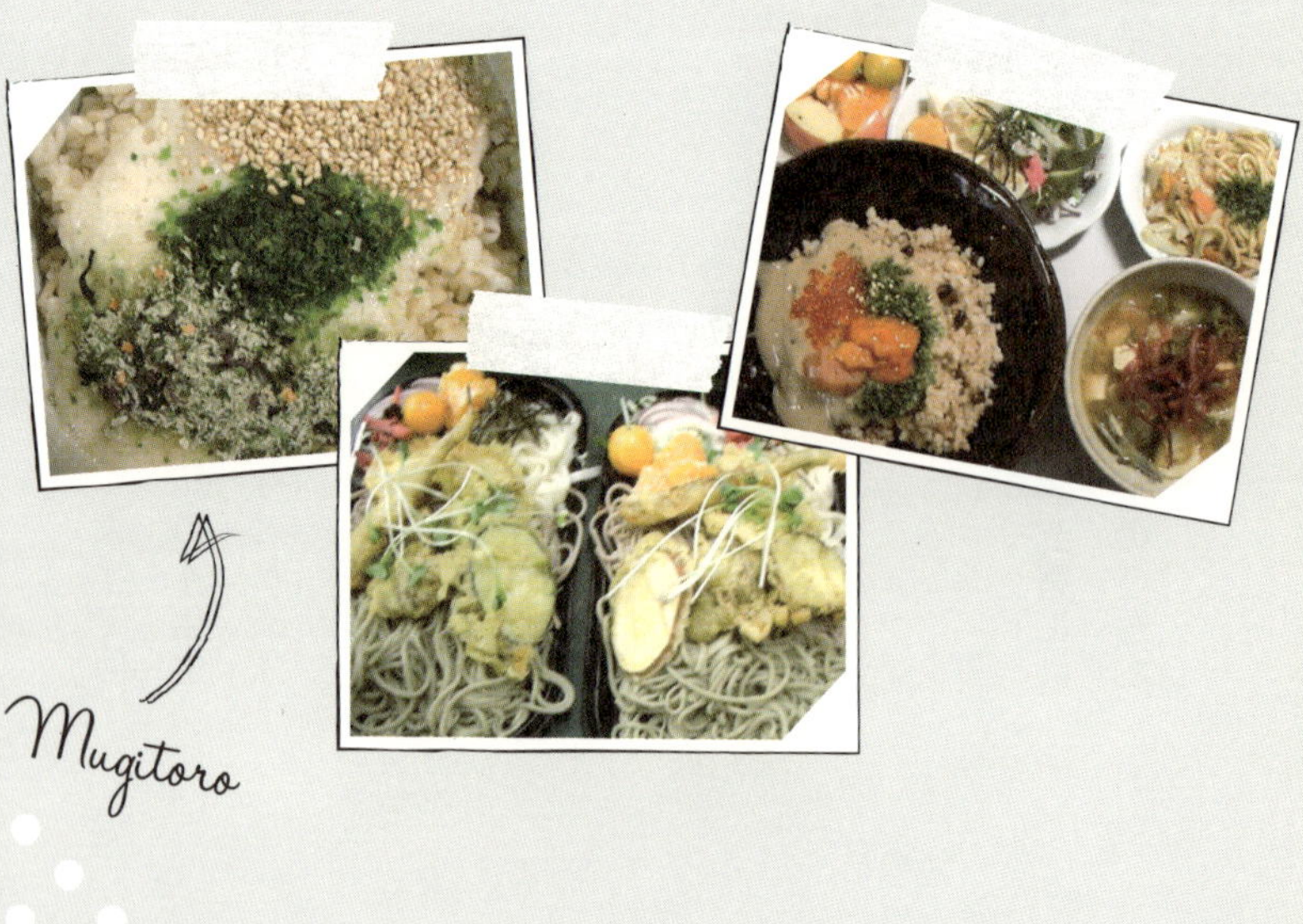

２００７年４月中下旬の作業と昼食の主菜の記録です。
月曜は焼き魚、火曜はカレー、水・木曜は肉じゃがまたはマーボー豆腐、金曜は麦とろと、曜日ごとに定番の主菜が決まっており、これがその後も引き継がれていきます。

ちなみに翌２００８年度には、「実家では肉食を禁じられていた」というお寺の次男坊が研究室の一員となったため、彼が卒業するまでのほぼ１年間は肉類を一切、食材として使わないことを決意。それでも立派なお昼ごはんを作り続けました。

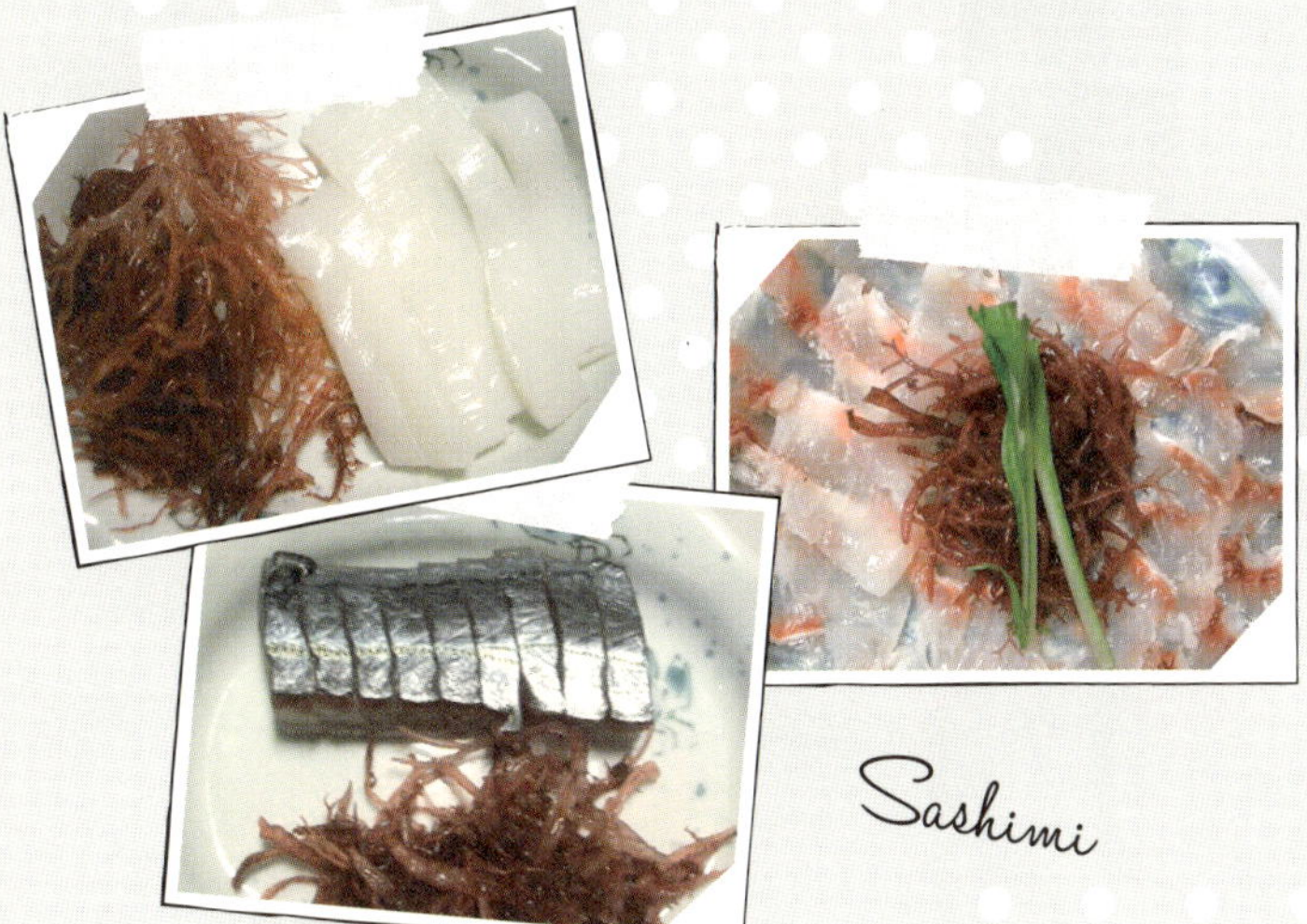

Sashimi

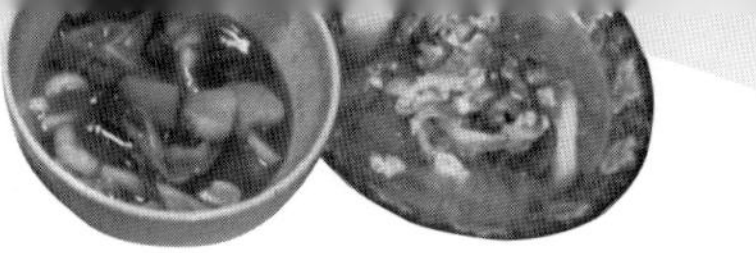

## 2007年4月の作業と昼食の主菜

**16日 Mon**

卒業研究作業など
ポット栽培用
水田土壌の土ふるい

卒業研究作業など
サケの焼き魚・うま煮

**17日 Tue**

卒業研究作業など
ポット栽培用
水田土壌の土ふるい

昼食の主菜
チキンカレー・うどん

**18日 Wed**

卒業研究作業など
阿蘇山に降雪、寒し
稲の種まき準備・脱穀

昼食の主菜
マーボー豆腐

**19日 Thu**

卒業研究作業など
稲種子の塩水選

昼食の主菜
肉じゃが・イカ甘酢煮

**20日 Fri**

卒業研究作業など
学内水田第3回耕起

昼食の主菜
麦とろ

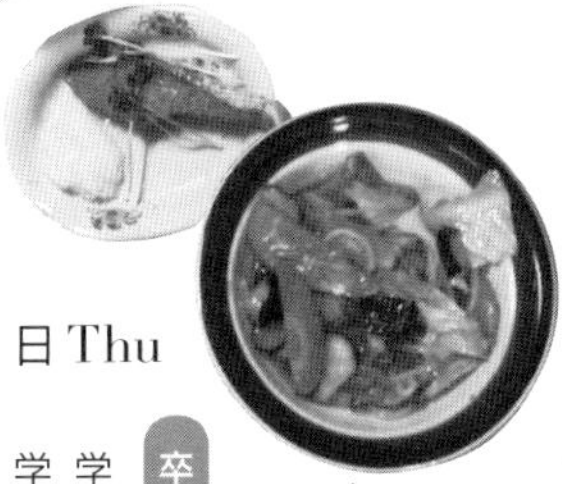

## 23日 Mon

卒業研究作業など

学内水田第1回代掻き・
2×8メートルの
ビニールハウス建て

卒業研究作業など

サケの焼き魚・うま煮

## 24日 Tue

卒業研究作業など

育苗ハウスで
水稲種まき作業・
ピンセットで

卒業研究作業など

チキンカレー・ホルモン

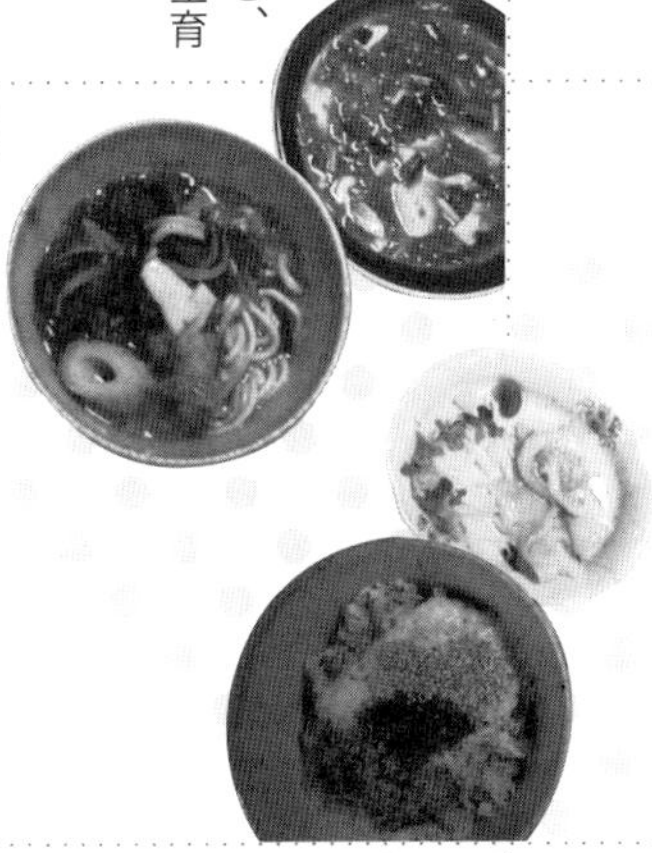

## 25日 Wed

卒業研究作業など

育苗ハウスで
水稲種まき作業・
ピンセットで

卒業研究作業など

肉じゃが・サンマ塩焼き

## 26日 Thu

卒業研究作業など

学内水田第2回代掻き、
学内・農家ニンニク生育
調査

卒業研究作業など

マーボー豆腐・チャンポン

## 27日 Fri

卒業研究作業など

夕方、松本博美農園見学

昼食の主菜

麦とろ・イカの刺し身

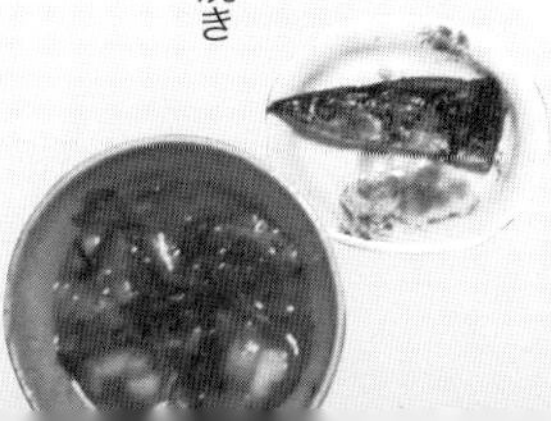

## 二度と同じメニューはできません

マナブちゃん食堂の主食は、精白していない全粒の穀類と豆類からなる玄米十穀飯です。

主役となる玄米は、学内にある作物学研究室の実験水田で無肥料・無農薬で栽培したもの。これに、大麦の押し麦、もちキビ、もちアワ、小麦、ヒエ、ソバ米、ハトムギなどの雑穀と、白大豆や黒大豆、小豆、大正金時、紫花豆、白花豆などの豆類を加えます。

昆布、削り節、イリコ、干しシイタケなどの天然だし汁を朝から仕込み、多様な季節の野菜と豆腐、海藻類、キノコ類などの食材を加え、箸が立つほどの具だくさん味噌汁を作ります。

味噌汁の具材は、ニンジン・ダイコン・ジャガイモ・サトイモ・ゴボウ・タマネギ・レンコンが定番です。

これに千切りコンニャク、揚げ出し豆腐か木綿豆腐、生シイタケ・エノキ・ナメコ・ブナシメジなどのキノコ類、ゴボウ巻・ちくわ・かまぼこなどの練り製品を加え、小松菜・キャベツ・水菜・ハクサイ・ホウレンソウ・チンゲンサイ・長ネギなどの緑の葉物を足し、赤だし味噌と合わせ味噌の2種類で調味。最後に、油揚げと小ネギ、菜の花や、ゆでたスナックエンドウなどをトッピングします。

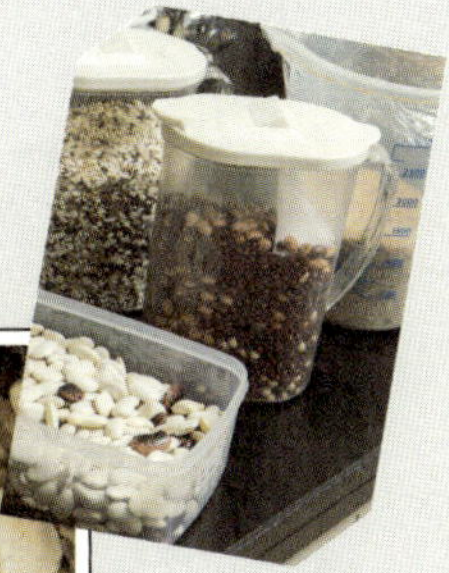

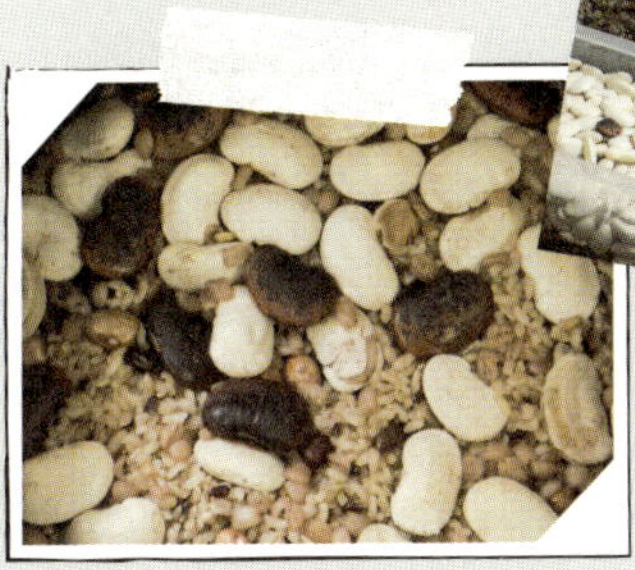

Gohan

ごくたまに、鶏モモ肉・豚肉、魚のあらやズワイガニを加えることもあります。

主菜や副菜には大量の野菜やキノコ、海藻、大豆食品を使い、まるで食物繊維の塊を食べているかのよう。砂糖と牛乳・乳製品は使いません。

曜日ごとの定番メニューは決まっていますが、冷蔵庫と冷凍庫にある食材によって調理しますから二度と同じメニューはできません。実に変幻自在。そこが調理の工夫の楽しさかもしれません。

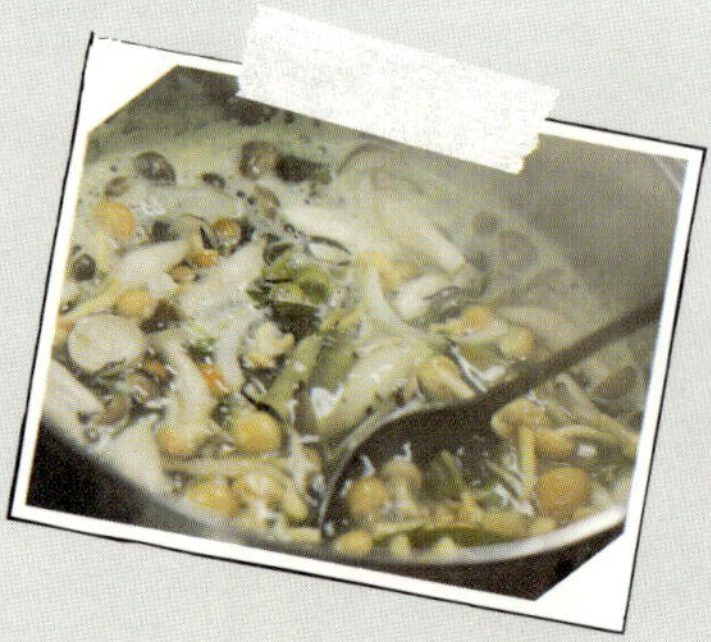

Shiru Mono

野菜を炒めたり、ゆでたり、生のまま食べたり……。千切り、ざく切り、乱切りなど、切り方によっても食感は変わります。自然海塩、酢醤油、菜種油やオリーブオイル、マヨネーズ、オイスターソース、豆板醤《トウバンジャン》、すりおろしニンニクとショウガなどなど、調味料も多彩。その日の天候や気分、食材の新鮮度を考えて、最高の味と美しさを引き出すことに主眼を置いて調理、盛りつけます。

命を丸ごとの「一物全体食」を目指すことを食材調理の基本と考え、野菜

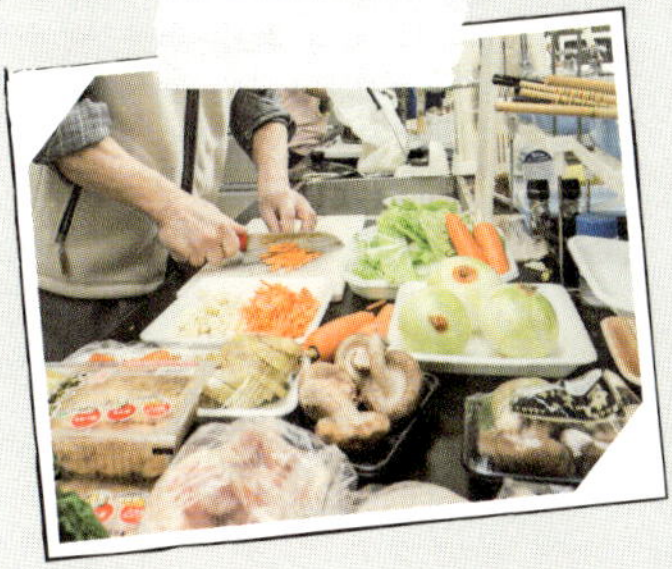

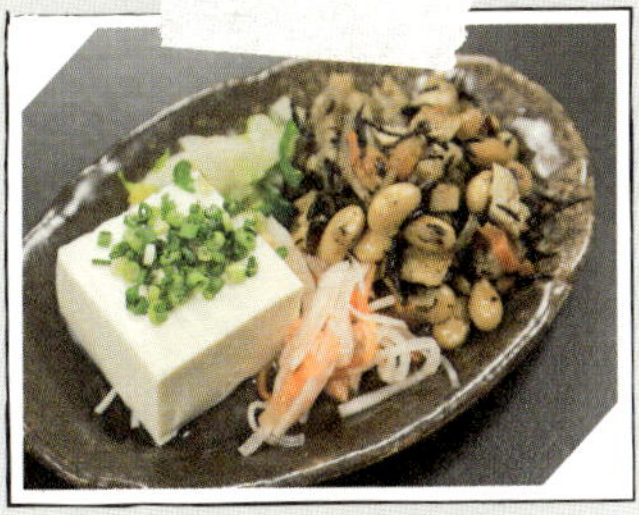

Fukusai

や果物は基本的には土を洗い落とすだけとし、皮をむかず、あくも取りません。こうすると生ゴミの量も減ります。

## 1週間の定番メニューを紹介しましょう

多少の変動はあるものの、月曜は「焼き魚・焼きそば」、火曜は「カレーまたはハヤシ」、水曜は「マーボー豆腐などの丼物」、木曜は「麺類定食」、そして金曜日は再び「丼物」と、曜日ごとに定番メニューが決まっています。

毎日変わらず食卓に登場するのが、玄米十穀飯と具だくさん味噌汁、それにサラダか煮物、豆腐、果物、漬物です。

ここで、2013年2月18日(月)から22日(金)までのお昼ごはんを紹介しましょう。

**月曜**

## 焼き魚・焼きそば定食（2月18日）

焼き魚はサンマ。日本そばを焼きそば風にアレンジしました。薬味コーナーには大根おろしの代わりに酢漬けラッキョウとザーサイを置いています。

月曜には1週間分のサラダに使うホウレンソウ・ダイコン・水菜・キャベツの千切りを大量に作り、それをプラスチック容器に入れて冷蔵庫にストックしておきます。18日のサラダは、この千切り野菜に生ニンジンの千切りとブロッコリーを添えています。

ポテトサラダやマカロニサラダ、ス

Monday

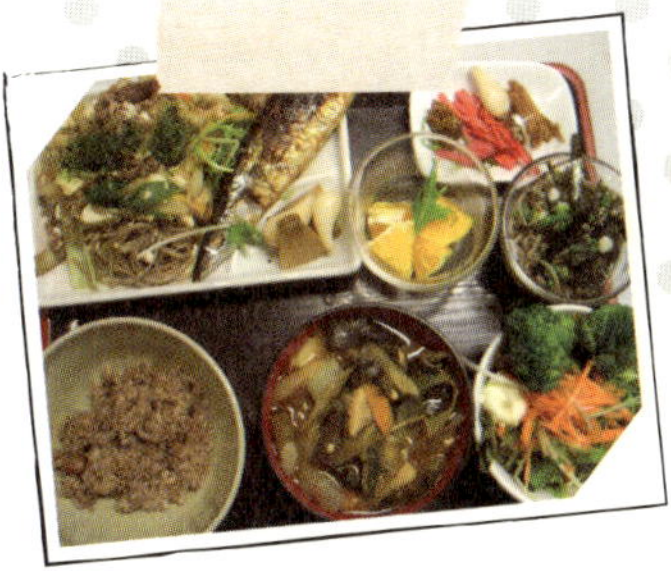

パサラダもしばしば作ります。ジャガイモだけでなく、サツマイモも加えると甘味が増します。

　このサラダを食パンに挟めばトーストサンドに、衣をつけて菜種油で揚げると特製コロッケに変身します。

## 火曜

カレー（2月19日）

　この日はカレーでした。カレーもハヤシも同じで、ルーを何種類か使うと味に奥行きと深さが増すようです。

　具材が煮え始めたら、自然海塩と市販のカレーのルー3〜4種類を投入。

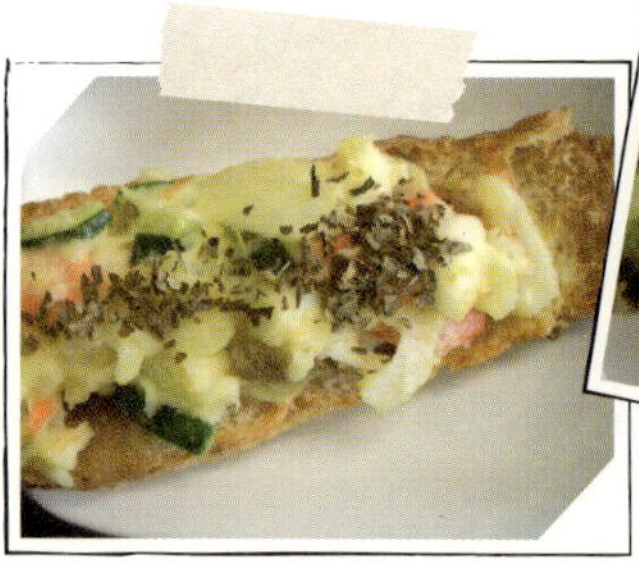

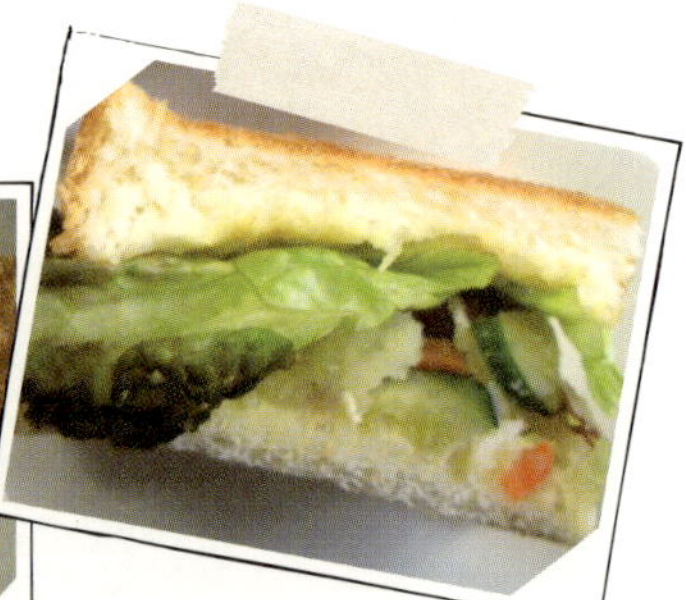

Sandwich

最後の仕上げにウスターソース、トマトケチャップ、焼き肉のたれを加えることもあります。

　朝から水田の調査が入ったときなどは、朝一番にカレーを作っておくこともしばしば。調理時間は30分もあれば十分ですし、時間を置くほどおいしくなります。

## 水曜

丼物定食（2月20日）

　水曜の定番はマーボー豆腐とチャンポン麺です。「今日はマーボー豆腐にするかい？　それともそぼろにしてみ

Tuesday

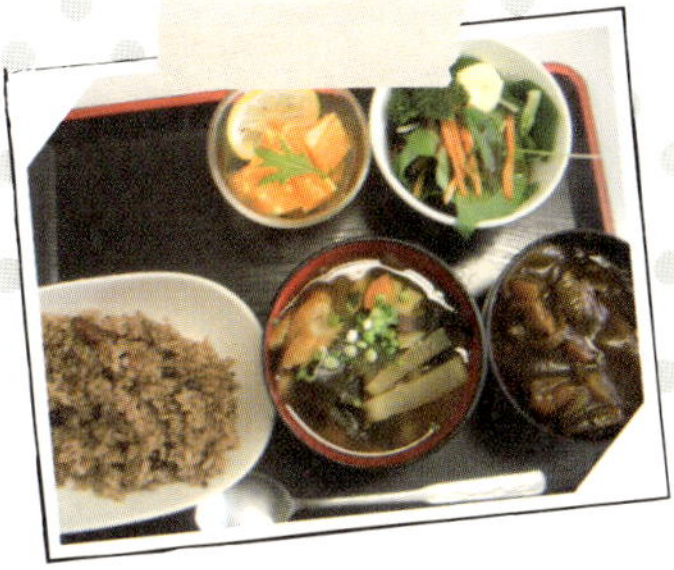

るかい？」と女子学生に尋ねたら、そぼろが食べたいとひとこと。

そこで豆腐卵とじの上に、ニンジン・レンコン・カボチャ・タマネギを加えたそぼろ、青のりをトッピングし、薬味コーナーには輪切りレモンにトマトスライス、水菜を飾って完成。このメニューは2013年に入ってからの新作です。

## 木曜

### 麺類定食（2月21日）

麺類定食の日は、うどん、日本そば、そうめん、茶そば、五色そうめん

Wednesday

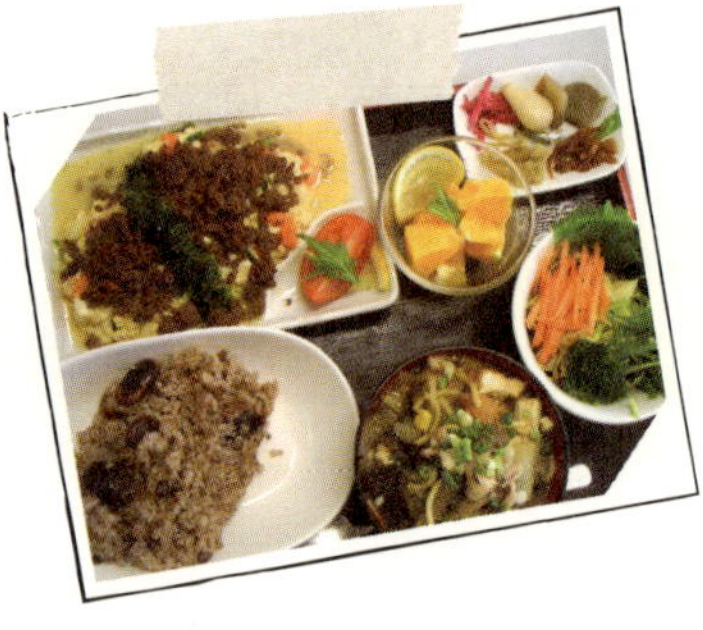

などの和風を筆頭に、ビーフン、はるさめ、ラーメン、チャンポン麺などの中華風、スパゲティ、マカロニなどのイタリア風など、バラエティーに富んだ麺料理が登場します。

21日は、早煮えうどん、日本そば、小豆島そうめんを大鍋でゆで、小ネギと刻みのりでトッピング。薬味コーナーには塩もみしたカブの浅漬けを添えました。麺のつけ汁も、ブナシメジ、ちくわ、レンコン、タマネギ、長ネギに水菜が入った具だくさんです。

この週は2月25日の卒業研究発表会

Thursday

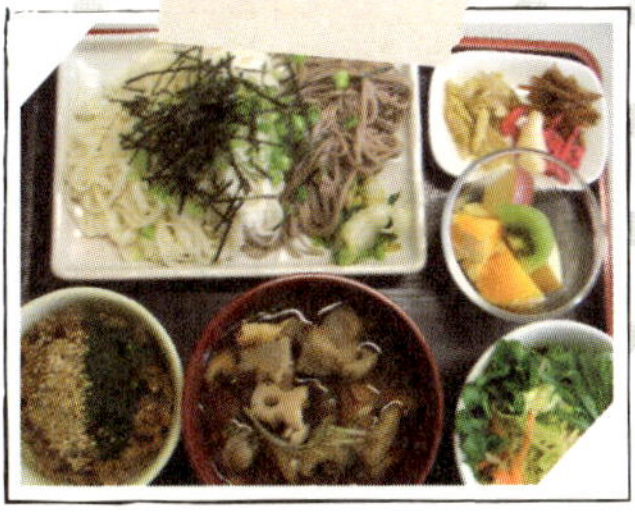

に向けて、４年生は最後のデータ解析と論点整理、それらを要旨集Ａ４判８ページ以内に要約と図表を作成する作業に忙殺されていました。

１年間の総仕上げ、最も頭を酷使する時期です。そこで腹持ちをよくするために、玄米飯に納豆、青のりと白ゴマを大量にトッピングしたものを加えました。おかげで夜になっても空腹を感じませんでした。

## 金曜

### 丼物定食（2月22日）

この日は3年生にも集合してもらい、４年生が完成させた卒業研究要旨集の印刷作業の日です。久しぶりに20人分を作ることになったので、マーボー豆腐定食にしました。マーボー豆腐の調理は実に簡単、時間がかかりません。

学生諸君は通常は土曜には授業がないため、マナブちゃん食堂も閉店です。したがって金曜は最終日ですから、この日は冷蔵庫にある日持ちのしない野菜類などの食材を余さず使いきるようにしてきました。

マーボー豆腐の場合は、ひき肉とみじん切りしたタマネギを菜種油、ときにはバージンオリーブオイルで炒め、水の代わりに鶏がらスープを加えて煮ます。ジャガイモ、サトイモ、カボチャなどを加えることもあります。

赤味噌と合わせ味噌で調味し、豆板醤、すりおろしニンニクとすりおろしショウガを加えて煮込み、大きめに切った豆腐を加え、最後に水溶き片栗粉を加えてトロ味をつけ、細切りあるいはみじん切りした長ネギを一面に敷いて完成です。

お椀に人数分だけ盛りつけ、小口切

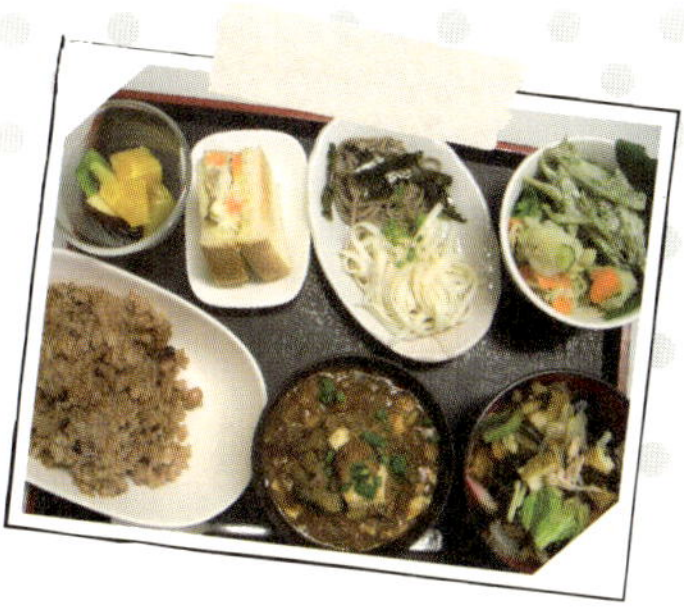

Friday

りした小ネギをトッピング。女子学生の多くは「マーボー豆腐の素」を使わないで料理をすることに驚いています。

前日、余分にゆでておいたうどんとそばが余っていたものですから、もみのりと小ネギを散らした麺も添えました。

## その他

### メニュー① お好み焼き

キャベツや千切り野菜が大量にストックしてある場合には、ときどきお好み焼きも作りました。

市販品と異なるのは、ベースの野菜にキャベツだけでなく、ジャガイモ、サツマイモ、サトイモ、ナガイモ、ニンジン、ゴボウ、レンコン、カボチャ、タマネギなどを加える点です。焼く直前に鶏肉、豚肉、牛肉や魚介類を加え、1枚ずつ多彩なお好み焼きに仕上げます。

大小のフライパンに菜種油を引いて焼くのですが、その厚さは市販品の2

倍以上。焼くのに時間がかかります。これを6~8等分し、削り節と業務用お好み焼きソース、マヨネーズをかけ、中央部にはたっぷりの青のりと白ゴマを散らし、刻みのりと有機栽培した紅ショウガで飾りつけます。

食べた人は皆、感動してくれます。卒業研究で遅くまでデータ整理に追われている冬場の夜食などに好評です。

## その他

メニュー② 特製弁当

1年生の阿蘇研修に同行する際や、玄米食味分析のために熊本県高原農業

Other Menu / okonomiyaki

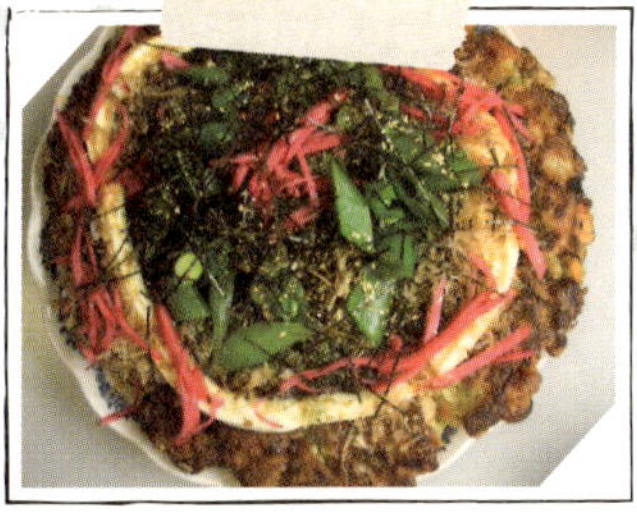

研究所に出かけるときなど、または特別夜食用あるいは便秘で困っている人へのプレゼントとして、ヘルシー玄米弁当を作ることがあります。

いつもの食事を弁当箱に入れるだけのことですから、簡単に作れてしまいます。

玄米十穀飯にサバの焼き魚、切り干し大根と絹さや、焼きそばに刻みのりと紅ショウガ、熊本特産のパール柑、サラダとトマト。

いずれもトッピングを駆使して美しく盛りつけます。

Other Menu / packed lunch

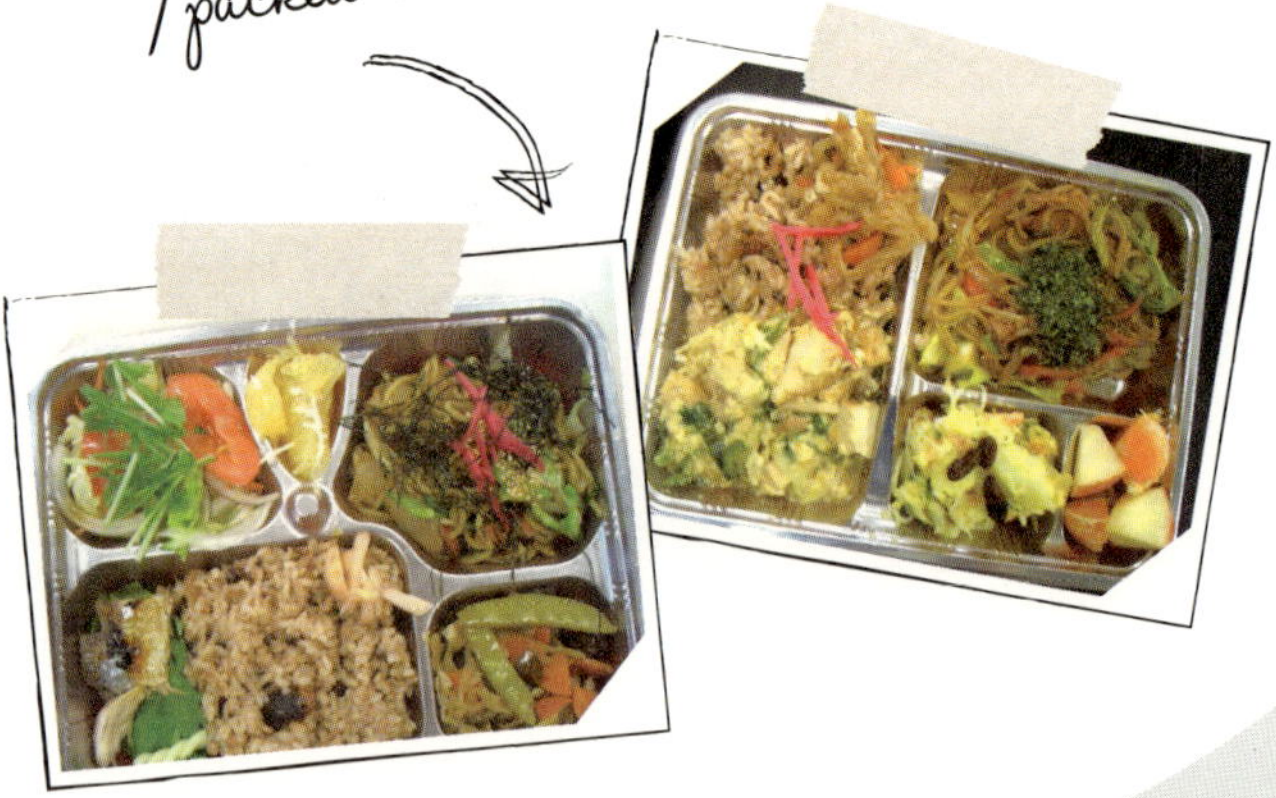

## パンやギョウザにも挑戦しました

２０１１年度の学生は全員、朝９時には作物学研究室に登学、夜も遅くまで卒業研究に精励し、学内水田、畑、農家水田での数多くの調査研究をこなして見事な卒論を残してくれました。マナブちゃん食堂もフル回転。米粉用品種を使ったパン作り、もち米用品種・緑米を使った玄米餅作りなども楽しみました。

２０１３年度には、皮から作るギョウザに挑戦。薄力粉・中力粉・強力粉を単体あるいは混合し、水（作物学研究室の水道水は、阿蘇のおいしい地下水です）と自然塩を加えて十分にこね、紙にくるんで30分間以上放置。その後、直径2～3センチを包丁で切り、そば打ち台の上で麺棒を使って円形に広げて皮を作ります。

ギョウザの餡はキャベツ、ショウガ、ニンニク、ニラのみじん切りとひき肉が定番ですが、タマネギ・カボチャ・ジャガイモ・サツマイモ・キノコ類・レタスのほか、イカ・エビ・ばら肉などなど、何でも自由に入れてしまいます。直径10～20センチの円形に上手に伸ばす技を持つ学生も登場。ジャンボギョウザだけで満腹になりそうでした。

## 保存食作りにも精を出しました

講義や研究の合間を見つけて保存食作りにも精を出しました。

購入すると高価な梅干し、ショウガの味噌漬け、ラッキョウの酢漬けなどは自力で作ります。

ショウガの味噌漬けは、「これだけでごはんのおかずになる」と学生諸君に大好評です。

赤だし味噌1キロをビニール袋に入れ、その中に根ショウガを入れて数カ月間寝かせただけ。簡単に作れます。

不耕起・無肥料・無農薬の作物学研究室の畑で栽培したラッキョウは、シャキシャキ感が抜群です。

ぬか漬けにも挑戦しました。水分が多くなると、新しいぬか床の素、自然海塩と刻み唐辛子に刻み昆布を加えます。キュウリ、ナス、ダイコン、ニン

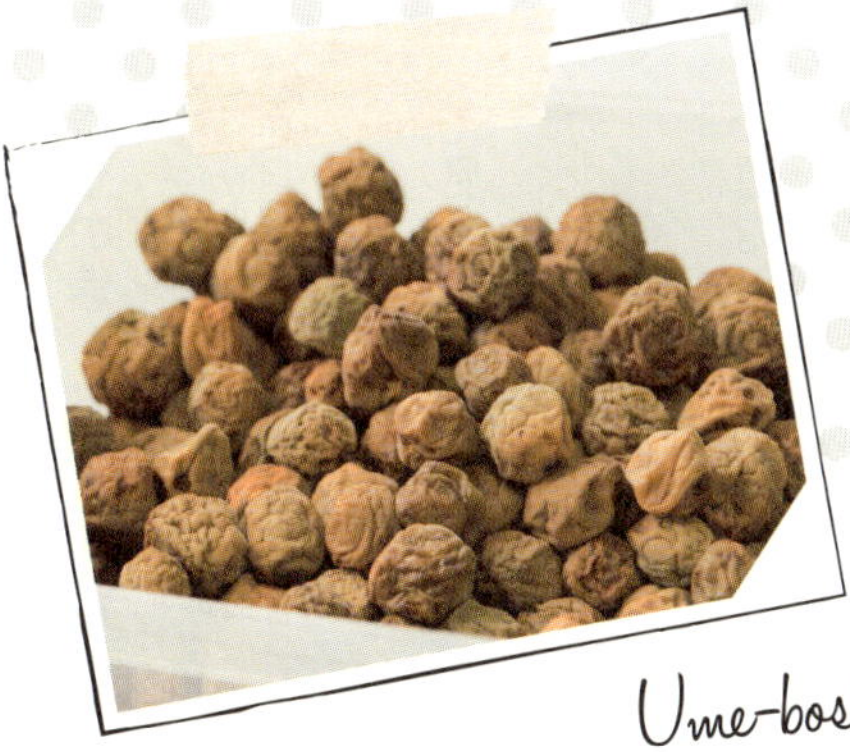

Ume-boshi

ジン、ナガイモ、ショウガなどの古漬けは、どれも絶妙なおふくろの味の代表格です。

このほか、ダイコン、カブ、キャベツ、キュウリの塩もみや浅漬けは毎日のように作っては食べました。赤ダイコン、赤カブの酢漬けも常備。酢漬けは自然海塩でもんで玄米酢に漬ければ完成、数カ月は十分に持ちます。

阿蘇郡産山村にある民宿に宿泊すると、40～50品目の漬物や保存食が小さな器に盛られて出てきます。これを好きなだけ食べていいのですが、見た目にもとても美しく、リッチな気分になります。

そこで、さっそく100円ショップに行って小さな仕切りがついたプラスチック容器を買い、漬物や保存食、いただきものの塩豆、黒大豆などを盛りつけて食卓に並べることにしました。保存食が多くなると財産が増えたみたいで、なんだかとてもうれしくなります。

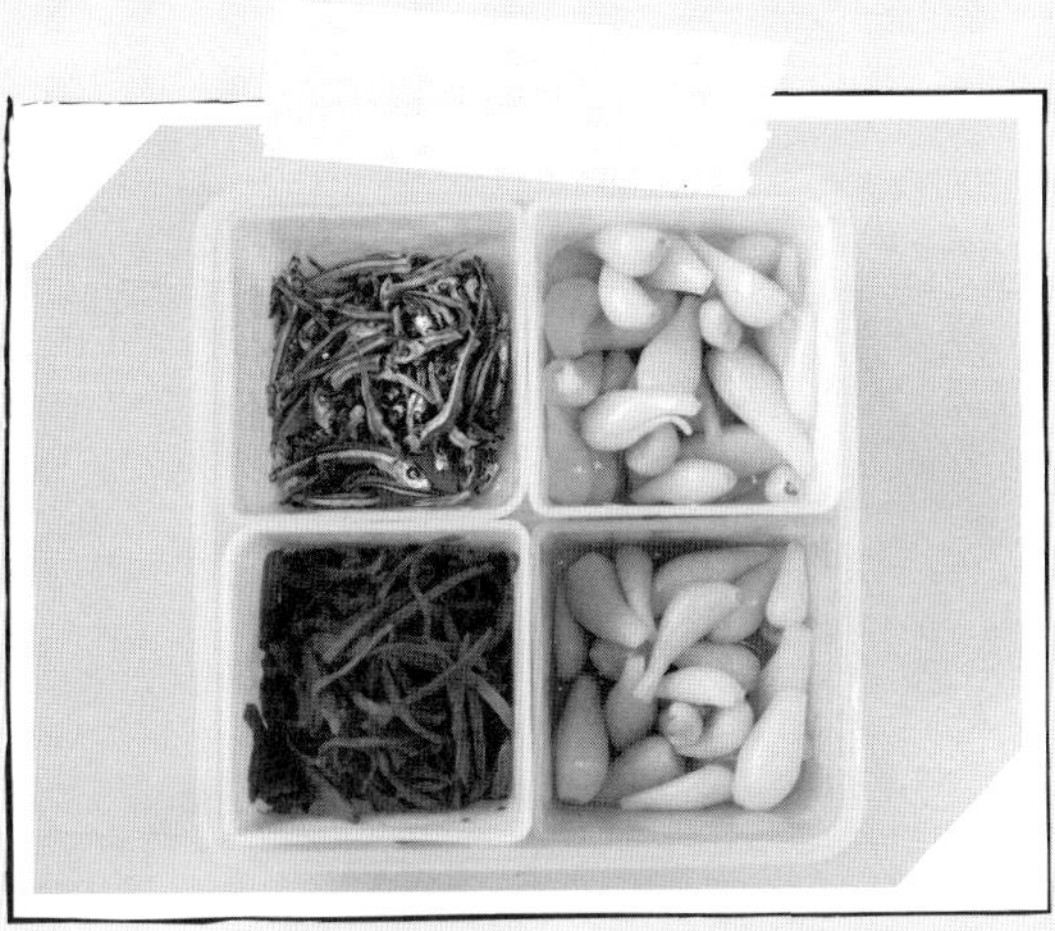

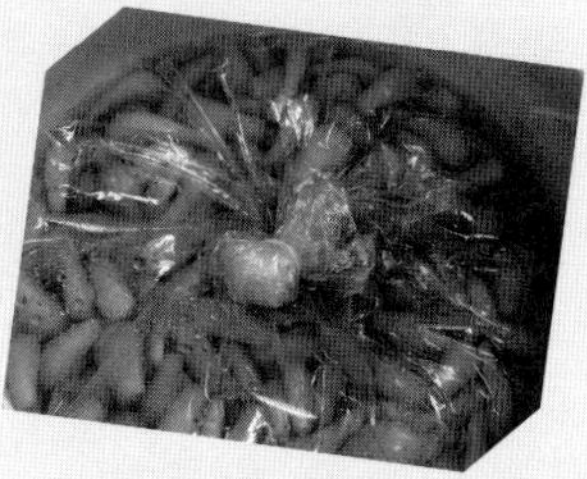

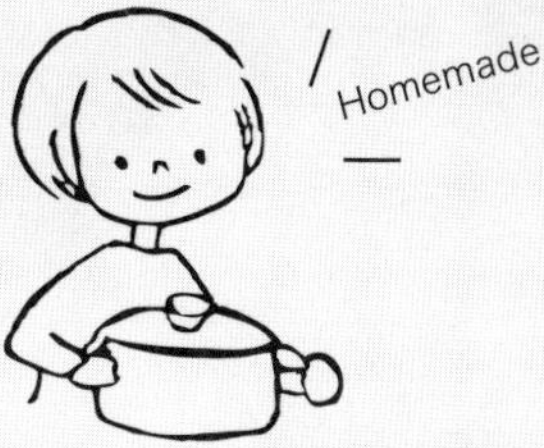
Homemade

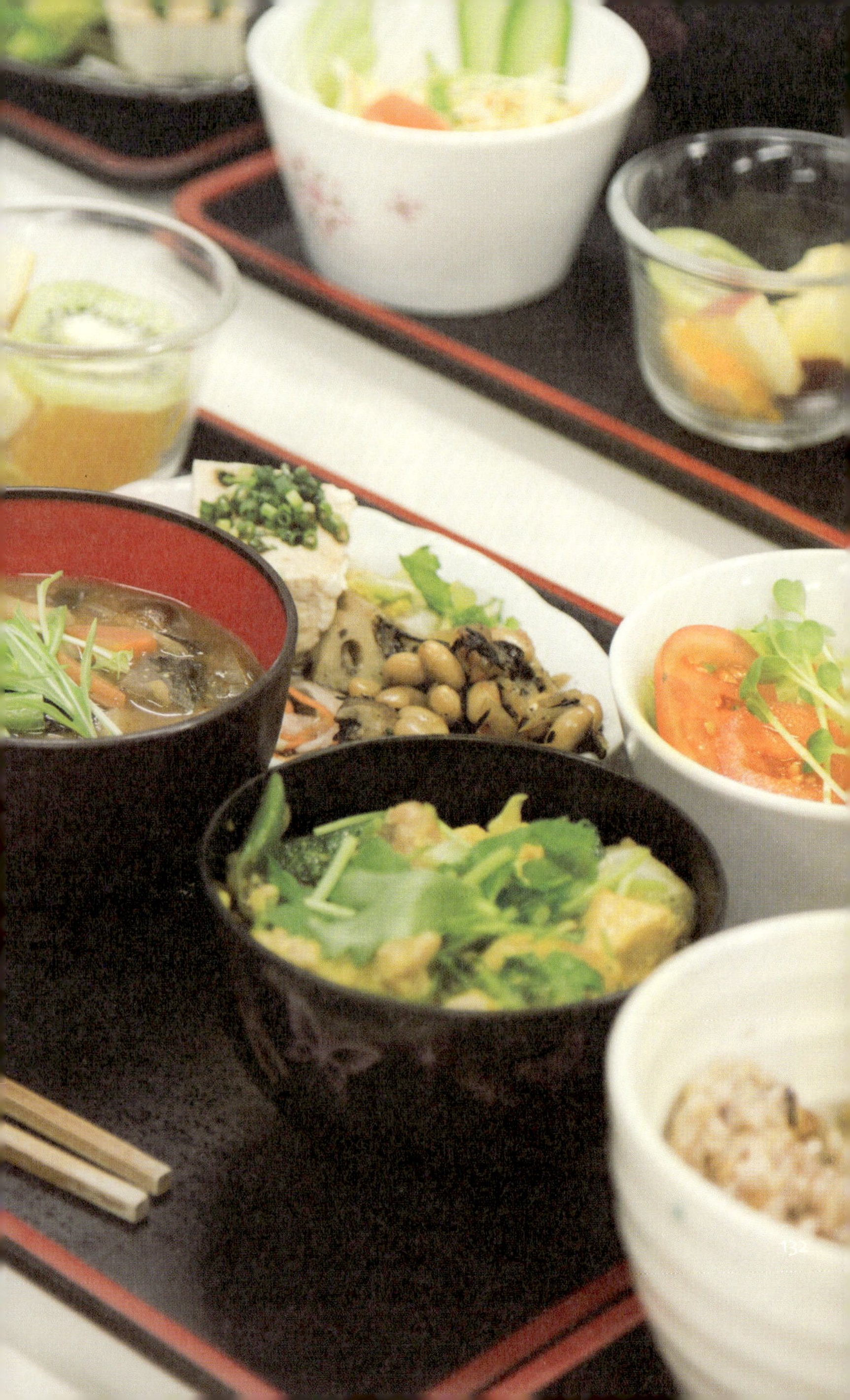

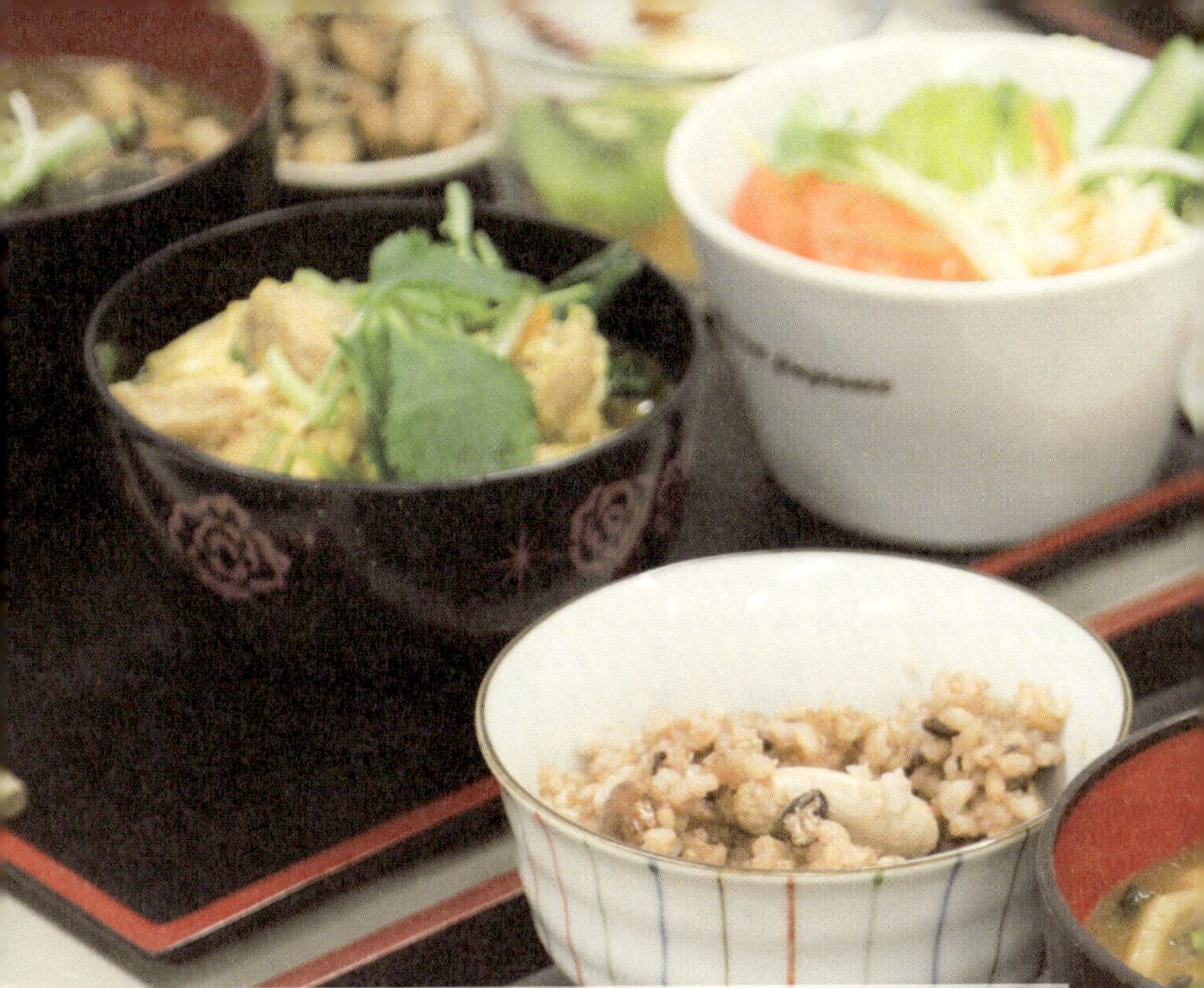

Chapter 7

# 食べることを楽しもう

「マナブちゃん食堂」は、便秘や吹き出物、冷え症さんも大歓迎！　おいしい手づくり料理を食べれば、誰もが笑顔になります。皆さんも、食物繊維たっぷり、見た目も鮮やかなお昼ごはんを実践してみませんか？

## 見晴らし絶景のマナブちゃん食堂

お昼ごはんのメニューに続いて、マナブちゃん食堂の内部がどのようになっているのかご紹介しましょう。

マナブちゃん食堂（作物学研究室）は農学部のある阿蘇キャンパス3号館3階に位置するため、阿蘇中央五岳と米塚が眺望できてまさに絶景です。

私の居室の窓辺や机上には鉢植えと

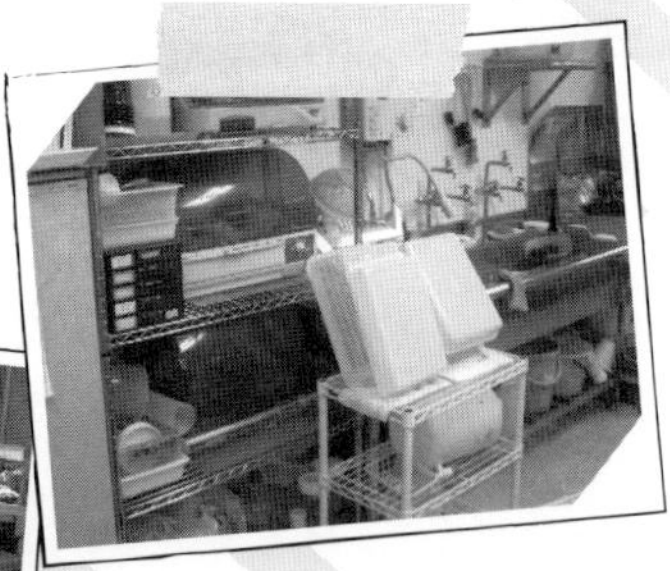

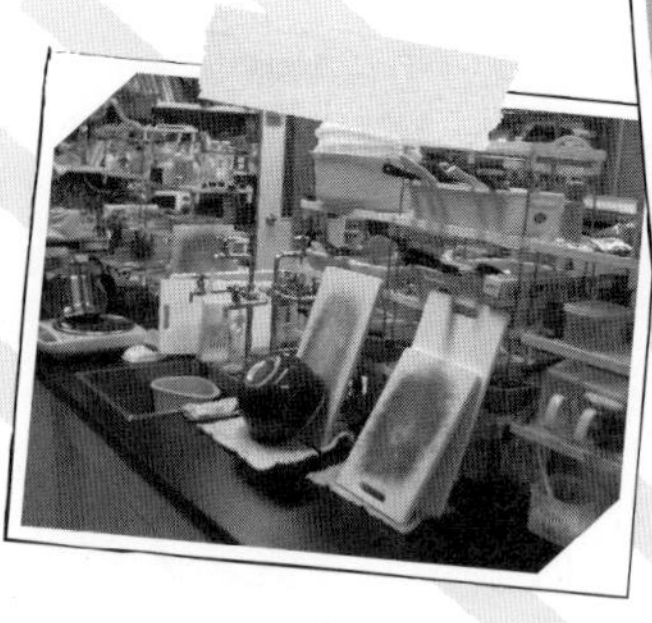

生花が飾られ、授業時間を気にする学生のために大きなデジタル電波時計が置いてあります。

季節の花を生けている青いすてきな花瓶は、ＪＩＣＡの有機稲作短期専門家として計７回訪れたイランの首都テヘランで購入してきた思い出の品。卒業生からプレゼントされた備前焼の花瓶もあります。

花は空間の「気」を高め、病んだ人の心の吸い取り紙にもなります。整理整頓もまた空間の「気」を高めます。

乱雑なところには創造力は生まれま

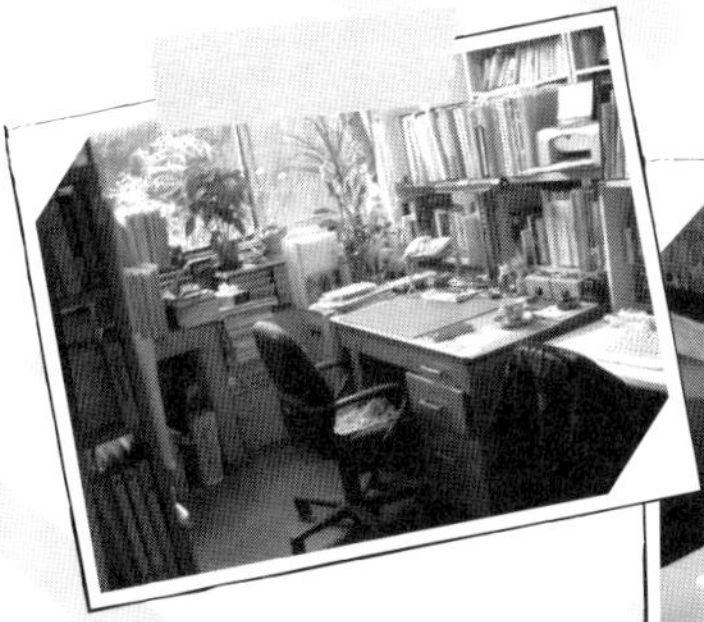

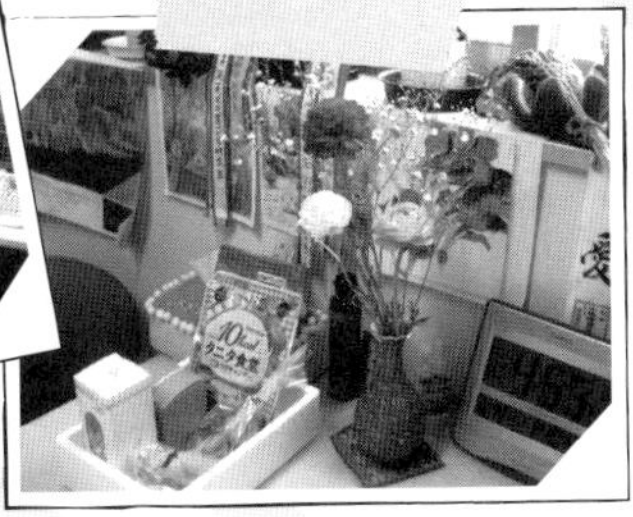

せん。そんな考えのもと、食堂の雰囲気づくりも大切にしています。

学生たちのスペースとの境にあるドアは常に開けたままになっており、そのドアには還暦祝いに学生たちからもらった赤褌《ふんどし》と表札、「マナブちゃん食堂」の特製トレーナーとタイ王国の稲作作業の風景写真集を飾っています。

作物学研究室に所属する学生たちの机が置いてあり、実験室でもある広いスペースには、流し台とガス台、冷蔵庫2台、冷凍庫、食材保管庫、食器棚、

農学部３号館３階3310室
作物学研究室・作物学実験室・マナブちゃん食堂

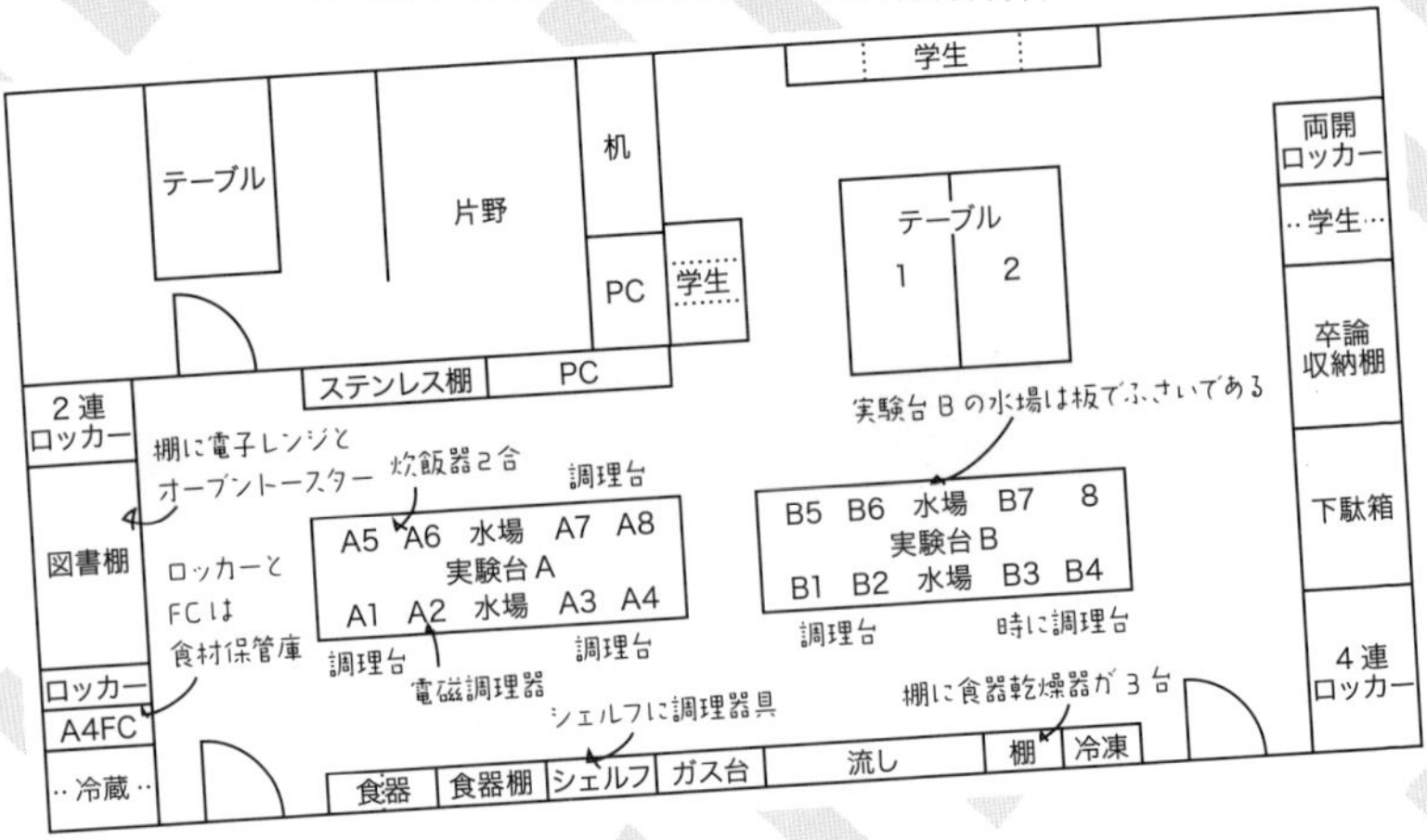

20人分の食器が一度に乾燥できる3台の食器乾燥器、電磁調理器、そして2台の炊飯器などが人の流れを考慮して配置してあります。

## 調理や後片づけは全員で

午前9時、私の朝一番の仕事は味噌汁用の鍋に水を入れ、あらかじめ切っておいた野菜・昆布・干しシイタケ・削り節・イリコ・ワカメ・ヒジキ・キクラゲを入れて電磁調理器の上にふたをして置いておくことです。

こうして時間を置くことで、手軽にだしをとることができます。月曜の朝には、主食の玄米十穀米をといで電気炊飯器にかけておく作業も加わります。火曜以降は、夏場を除くと前日の夕方から夜にかけて炊飯器にセットしておき、翌朝スイッチオンします。

2限目の授業が午後0時20分に終了することを考慮し、午前11時30分ごろから調理を開始。主菜の調理は最初から最後までほぼすべて私一人でこなしますが、2限目の授業がない学生も貴重な戦力になります。

授業が終わってお昼休みになるまで1時間弱。とにかく調理準備の人手が足りません。そこで、援軍に来てくれた学生にお願いせざるを得ないのです。

調理を楽しみ、上手に包丁を使える学生も少しはいますが、男子に限らず自宅通学の女子の場合、「包丁など握ったことがない」という学生が大半です。

皆、初めは面白半分ですが、同じ調理を繰り返すことで包丁の使い方や調理法を自然に学び、次第に「自分でも料理を作ってみたい」という積極性が育っていくようです。

タマネギの皮むき、ゴボウ・ジャガイモ・レンコンの土落としなど、食材の下準備の仕事はいくらでもあります。ある1年生の学生には約2カ月間、毎週のようにきんぴらゴボウを作ってもらったこともありました。

味噌汁作りは多くの場合、途中から学生に一任します。初めて味噌を溶く学生もいますが、何事も経験です。「○○家の味でいいから、少しずつ味噌を加えて味を確かめながらやってごらん」と託してしまいます。

サラダや煮物、果物セット、漬物・豆腐セットなども学生に担当してもらいます。

学生諸君はのみ込みが早く、一度教えるときっちり仕事を果たしてくれます。配膳も人手がいるため、その場にいる全員で行います。

午後0時10分ころにはすべての調理、盛りつけ、配膳、調理器具の後片づけが終了。2限目の授業が終わると、授業を終えた学生が次々に集まってきます。

お昼ごはんは、お客さんと女子学生が私の居室、男子学生は学生用のテーブルにそれぞれ集まって食べます。

## 盛りつけも重要です

トマトをそのままお皿に盛りつけるだけでは、その美しさを引き出せません。子房が2室からなるミニトマトは赤道面で切ると2室の子房と子房壁が浮かび上がり、切断面を上にして盛りつけると美しくなります。

子房が5室内外ある大玉のトマトは、赤道面で切っても、くし形切りしても、どちらも美しく映えます。

ミカンの美しさは横断面の切り口にあります。赤道面で切り、さらに経度面でも切り、断面が見えるように器に盛りつけると引き立ちます。

リンゴの美しさは表皮です。赤や黄色を基調としたその模様が美しいのですから、皮をむいてはいけません。丁寧に洗って、ひと口大に切って食べやすく盛りつけます。ウサギリンゴにすることもあります。

ミカンとリンゴ、この2つの上に緑色があればさらに美しくなります。水菜の葉は先端部に多数の切れ込みがあり、果物に1枚か2枚添えると彩りが増します。緑色のキウイフルーツの輪切りを添えるとさらに香りも増し、盛りつけがもっと楽しくなります。

果物の美しさはどこにあるのか考えながら、彩り美しく盛りつけるのがポイントです。

マナブちゃん食堂ではイチゴやミカン、リンゴ、カキなどの安価な旬の果物を数種類購入し、冷蔵庫内にストッ

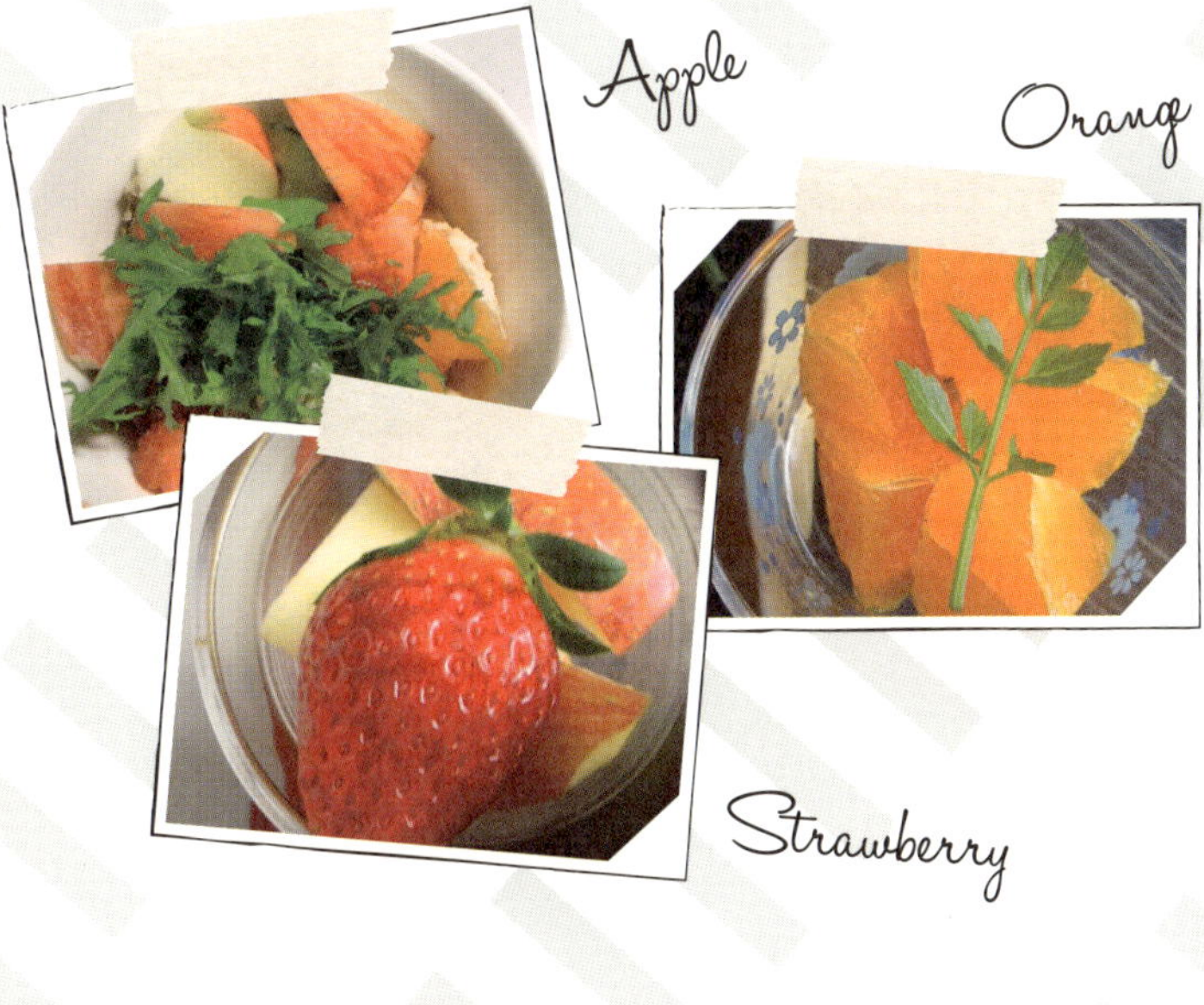

クしておきます。メロンやマスカットなどの高価な果物が登場することもありますが、これはお客さんや学生の実家などからのいただき物。私は購入しません。

果物を切って盛りつけるのは学生の役目です。学生諸君はその楽しさを知るうちに、私が考えたこともないような自由な発想で果物を美しく盛りつけてくれます。見た目の美しさと香りの世界にひと工夫すると、食材たちが喜んでくれているような気分になります。

## 「地産地消」と「旬産旬消」

1食分の食材費は人数によっても当然異なりますが、私の直感では15人分を作ったとしても全部で1500円内外ではないでしょうか。つまり、私一人がちょっと豪華な昼食を外で食べるのとそれほど差はありません。
食材を購入する際に心がけているのが、地元・熊本で生産されたものを消費する「地産地消」。旬にとれたものは栄養価がいちばん高く、値段も安い。「旬産旬消」の精神も大切にしています。

私は毎週月曜の朝、大学への通り道にあるＪＡの農産物市場で1週間分の野菜やキノコ類、そして食卓に飾る生花を購入していました。見た目にきれいな野菜類ではなく、くず物で十分。泥つき野菜は日持ちもよく、値段も安くなっています。肉や魚は近所のスーパーで割引シールが貼ってあるものを目ざとく見つけては入手し、冷凍しておきます。

知り合いの農家の皆さんが有機無農薬栽培した原材料を使用した「くまもと有機の会の有機丸大豆醤油」、京都・丹後の山里で農薬を使わずに育てた米と山から湧き出た伏流水だけで作られた「純米富士酢」、純正一番搾りの菜種油などなど、調味料にはこだわりの品を使用しています。

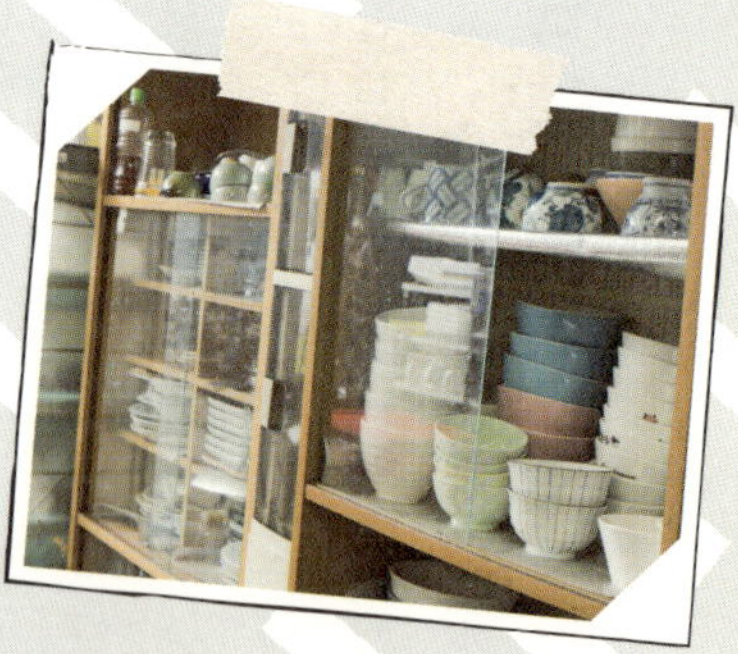

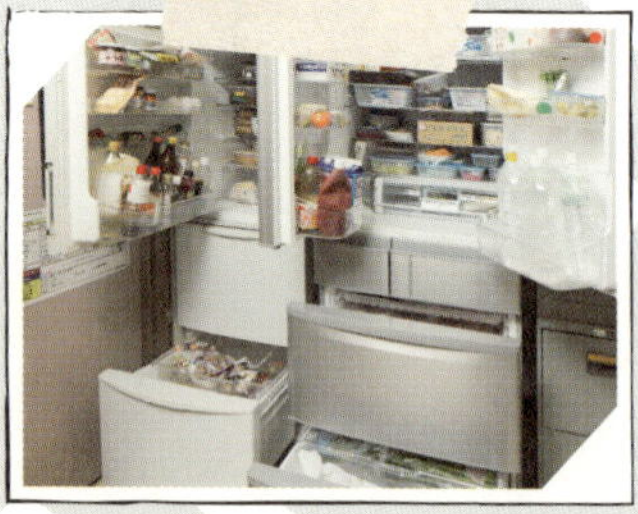

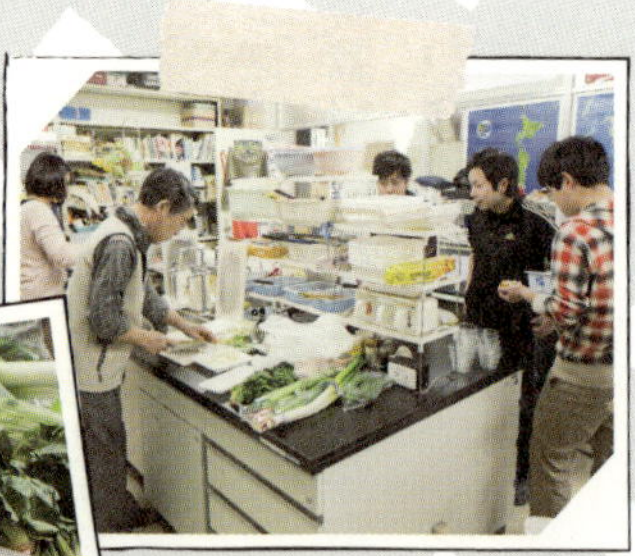

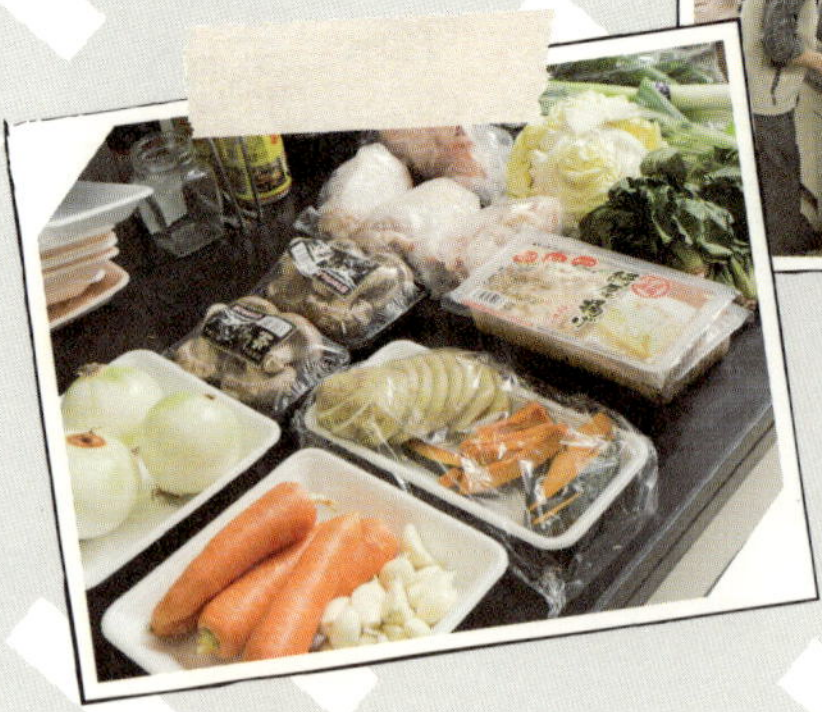

研究室の学生の中に農家の子弟がいるときは、学生の実家から農産物の差し入れをいただくこともあります。

ある日、長崎県の島原でジャガイモ専業農家をしている学生の実家から段ボールいっぱいのジャガイモが送られてきました。毎日、毎日、ジャガイモを食材として調理しました。

「どうだい？　今日もジャガイモ料理だよ」という私の問いかけに、その学生から「先生、ジャガイモが喜んでいます！」という答えが返ってきました。「料理の極意は食材に喜んでもらえることだ」ということを学生に教えられました。

熊本県で農業法人を経営している女子学生の実家からは、大量の野菜の差し入れが続いただけでなく、かつてはウナギの養殖もしていたという縁で、土用の丑の日に国産ウナギの白焼きと蒲焼きを20人分も寄贈してもらいました。おかげさまで丑の日には全員で鰻丼を堪能。ありがたい限りです。

このほか、農家の水田調査に出かけた際にお土産としていただくトマトやミカンなどの新鮮な農作物、学生のバイト先で余ったパン、就職活動や休暇で帰省した際の故郷の名産品も大切な食材になりました。

## 千客万来、来る人拒まず

私の学科（応用植物科学科）では、3年生になると所属する研究室を決めて卒業研究のための準備に入ります。そのため5月下旬になると、4年生だけでなく3年生も少しずつお昼ごはんを食べにやってくるようになります。

作物学研究室に所属する学生だけでなく、入学したばかりの1年生や隣接する研究室の学生や大学院生、研究室をきれいにしてくれる清掃のおばさんなども、マナブちゃん食堂の大切なお客さまです。

2008年度に入学した1年生の女子4人の仲よしグループは、入学してすぐにマナブちゃん食堂の常連客となりました。彼女たちはほぼ毎日食事の準備を手伝い、一緒にお昼ごはんを食べ……それが4年後の卒業時までずっと続きました。

そのうち、学外のお客さんにもできるだけお昼どきに来ていただき、一緒にごはんを食べながら用件をうかがうようになりました。

大学のキャンパスにある不耕起・無肥料・無農薬栽培の水田で生育中のイネや野菜の見学を目的とした農業関係者や、講演や原稿執筆の依頼に来る出版社や新聞社、タイやアメリカや中国からのお客さま、卒業生や学生の両親などなど――4年生、3年生、そしてお客さままで含めると、ときには20人をこえることもありました。

マナブちゃん食堂を開店したおかげで、作物学研究室にはさまざまな分野のお客さんがたくさんやってきました。

その方々とお昼ごはんを食べながら懇談する時間は、学生諸君にとってもまたとない社会勉強の機会になったと思います。

## 手づくり料理で笑顔の花が咲く

マナブちゃん食堂のお客さんは、皆一様に「こんなに野菜を食べたのは何日ぶりかしら」「1週間分の野菜を食べたみたい」と言ってくれます。

お客さまとの食事風景はそのつど写真に記録していますが、皆さん、笑顔、笑顔、笑顔。心から喜んでいただいていることがすぐにわかります。

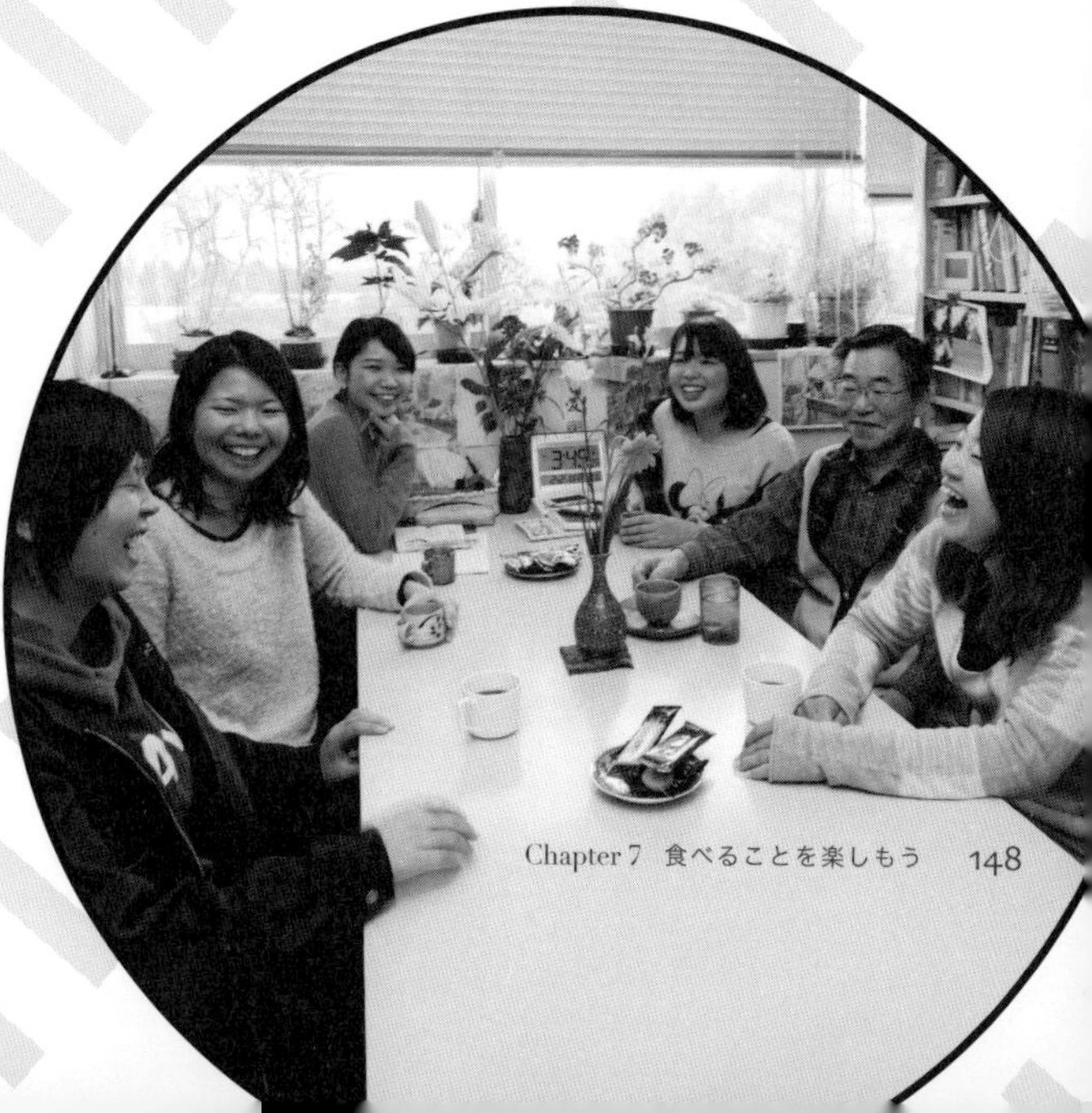

手づくりのおいしい料理を食べると、自然に笑顔になるようです。調理の手際のよさにも皆さんびっくりします。そもそも大学教授が料理をすること自体が「奇跡！」なのかもしれません（笑）。

お客さまが多いものですから、来客者名簿を作成して所属、氏名、出身都道府県名と感想を書き残してもらうことにしました。

その中からほんの一部をご紹介しましょう。

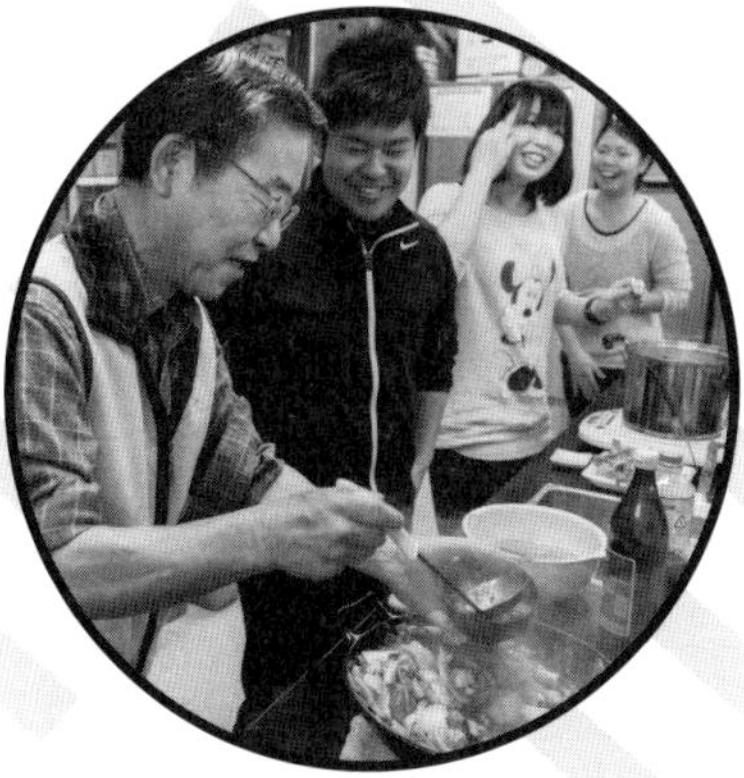

## 2012年12月17日から13年1月29日まで、42人の来客名簿からの抜粋

＊自然の味、たくさんいただきました。

【薬草園主】

＊ハヤシカレーがおいしかったです。ハヤシにカボチャなど入れてみたいです。初めていただきました。おいしかったデス。また、お願いします。

【掃除のおばさんたち】

＊変わらずとてもおいしい料理ありがとうございました。とても楽しい時間で癒やされました。ボリューム満点の料理ありがとうございました。話が面白くて楽しかったです。

【4年間の常連客だった学生とその友人】

＊とにかく驚きました。先生が作られたのも、内容も味も。ありがとうございました。

＊たくさん、おいしいおいしいと食べさせていただきました。元気になる食事をありがとうございます。

【大分から来た自然農法関係者】

＊色彩がすごくきれいで、おいしくて幸せでした。ありがとうございました、また、来たいです。
＊すごくおいしかったです。熊本に来て初めてこんな豪華な食事をしました。
＊ご飯がおいしすぎて感動しました。盛りつけの工夫も楽しかったです。また来まーす!!
＊2回目です!! 驚くことばかりで楽しかったです。勉強になりました。ごちそうさまです。
＊食材の多さに感動しました！ 毎日食べたいと思いました。
＊一つひとつの料理が手が込んでいてすごいなと思いました。また来ます。
＊一緒に作って、食べて、楽しかったです。いろいろな食材と久しぶりのお魚が体にしみました。
【以上、女子学生】

＊これだけの野菜や食材を1食で摂取したことは正直、初めてでした。本当においしかったです。福岡だと1200円〜1500円くらい出してもおかしくない内容でした（笑）。ありがとうございました。
＊1日分の食品目をいただきました。だしの味もすごくおいしかったです。
【以上、取材に来た御一行】

## 便秘・吹き出物・冷え症さんも大歓迎

便秘や吹き出物、冷え症などに苦しんでいる学生がマナブちゃん食堂に来ると、うれしくなります。食事を通して「人体実験」ができ、しかも結果がしっかり出てくるからです。

ある年の1年生の中に冷え症の女子学生がいました。マナブちゃん食堂の常連客となった彼女は、私の格好の実験台。「冷え症は改善されるか?」がテーマです。調理にも力が入りました。

春学期が過ぎ、秋学期になると、彼女は私が担当する「食生活と健康」という講義を履修するようになりました。行動的で誰からも親しまれ、何事にも熱心に取り組んで成績も優秀な彼女のことを、私は面白半分に「爬虫類」

と呼んでいました。悪気はサラサラなく、親しみを込めた愛情表現であることを彼女も熟知していましたから、セクハラではありません。

私と研究室の学生全員で毎日調理をしている姿を垣間見るだけでなく、彼女自身も調理助手として盛りつけや配膳、ときには包丁で材料を切ることを手伝う中から、マナブちゃん食堂のありがたさを痛感していたのでしょう。低体温症状も日に日に癒えていったようでした。

私の講義では試験は行わず、Ａ４判50ページに及ぶレポート課題を学生に課していましたが、その課題の最後に「この講義を受けてあなたの食生活に変化があったことを箇条書きで述べなさい」という項目があります。

これを読むのが講義を担当する者としては最大の楽しみです。

さて、彼女は何と書いていたでしょう?

彼女はレポートの最後にひとこと「先生の愛情のこもった昼食のおかげで、爬虫類だった私も、ようやく哺乳類になることができました」と書いてくれました。

食物繊維たっぷり、見た目にも鮮やかなマナブちゃん食堂のお昼ごはんを毎日食べていると、学生諸君にさまざまな変化が現れます。

玄米飯ですから腹持ちがよく、スナック菓子やアイスクリームなどを間食する必要がなくなります。過剰な砂糖と油、塩分、食品添加物の摂取量も当然減ります。さらに、インスタント食品やレトルト食品、コンビニ弁当なども食べたい気がしなくなるのだそうです。イライラしなくなり、便秘も解消、肌の色つやもよくなるといいます。

## 「チンチンチン」をやめて「トントントン」に

マナブちゃん食堂のノウハウは、あなたのご家庭でも十分に活用できます。ポイントは、10〜15分でご飯に味噌汁、数品を出せるための下準備を常にしておくこと。長期・短期の保存食を容器に入れて冷蔵庫に保管しておく。時間に余裕があるときに保存食作りに精を出す。野菜類も洗ったり刻んだりしておき、いつでも使えるように保管する……。すべて調理時間を短縮し、トッピングを駆使して料理の見栄えをよくするためのアイデアなのです。

まな板と包丁を駆使して手づくりをしましょう。電子レンジの「チンチンチン」をやめて「トントントン」にすれば、お金もかからないで理想的な食事ができるはずです。

Let's try!

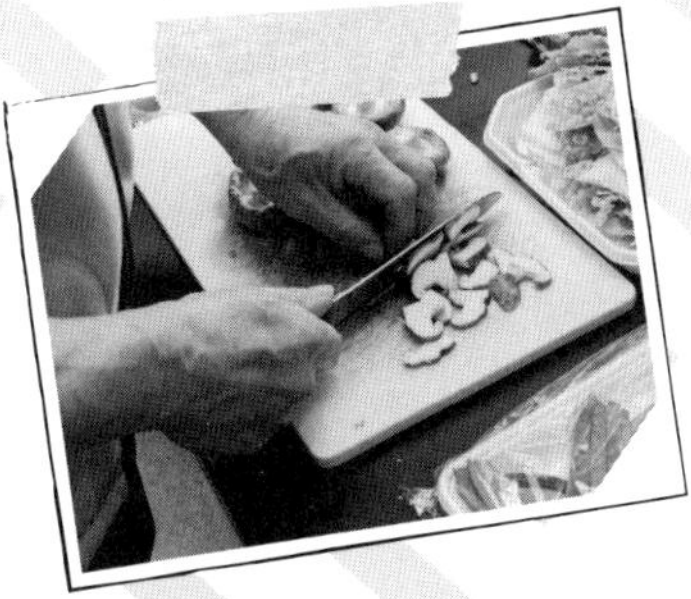

# あとがき

私は10年以上前から「頭が良くなる食生活~今日からできる食生活改善~」という演題で、食生活改善の秘策を全国各地、熊本県下各地でお伝えしてきました。本書は、それを一冊にまとめたものです。

小学生時代からガリ版印刷と製本・出版という作業に面白味を実感して以来、一冊の本を作り上げ、記録することは「ある種の道楽」になっていました。大学入学以来、折々に書きとどめ、ガリ版印刷本として適時にまとめてきたことが、本書をまとめるにあたって貴重な資料になりました。

「農家の皆さんの役に立つ研究を進めたい」という思いから、これまで農家や水田の調査活動に明け暮れてきました。私の研究創造活動における最大のサポーターが作物学研究室の学生たちであり、彼らは実に熱心に調査活動に励んでくれました。そんな彼らの体調を維持し、その労をねぎらう最良の方法こそマナブちゃん食堂だったのです。

学生諸君とともに超豪華なお昼ごはんを準備し、「おいしい、おいしい」と言って喜んでくれる人たち（特に、若さあふれる女子学生！）に囲まれ、談笑しながら食べることに無上の喜びを感じてきた8年間でした。これは、お金では決して買えるものではないのです。

毎日の食事は「食べればいい」「おなかはいっぱいになればいい」というものではありません。まして、「先生、私たちの食事はエサですよ」と、学生たちからしばしば聞いてきた世界ではありません。まさに「食は芸術なり」という世界があることを知らせ、教える実践でもあったのです。

皆さんもぜひ実践し、食べることを楽しんでください。

片野　學（かたの・まなぶ）

東京都生まれ（1948年―2014年）。東京大学農学部農業生物学科卒業。同大学院農学系研究科農業生物学博士課程修了。農学博士。岩手大学農学部教官助手を経て、九州東海大学（現・東海大学）へ。専門は作物学。「農」「食」「健康」の関連性の重要さに気づき、食生活の実践と研究に取り組む。主な著書に『自然農法のイネつくり』（農山漁村文化協会）、『雑草が大地を救い食べものを育てる』（芽ばえ社）など。

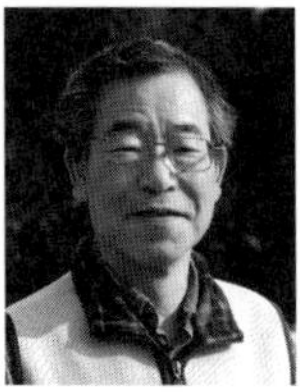

撮影：新本真太郎（スタジオ サラ）
※章扉、27、94～95、113～115、129、131、144、148～149、155ページ
（2014年2月21日、マナブちゃん食堂こと作物学研究室にて撮影）。
その他の写真は著者撮影

この本は、WEBマガジン『かもめの本棚』に連載した「頭が良くなる食生活」を加筆してまとめたものです。

**頭が良くなる食生活　噛むことの大切さを考える**

2015年3月16日　第1刷発行

著　者　片野　學

発行者　原田邦彦

発行所　東海教育研究所
〒160-0023　東京都新宿区西新宿7-4-3　升本ビル
電話 03-3227-3700　ファクス 03-3227-3701
eigyo@tokaiedu.co.jp

発売所　東海大学出版部
〒257-0003
神奈川県秦野市南矢名3-10-35　東海大学同窓会館内
電話 0463-79-3921

印刷・製本　新日本印刷株式会社

装丁・本文デザイン　稲葉奏子、大口ユキエ

カバー装画　森 勢津美

編集協力　齋藤 晋


ISBN 978-4-486-03787-3　C1077